몸은 얼굴부터 늙는다

더 건강한 몸과 마음 4

# 몸은 얼굴부터 늙는다

KRD Nihombashi 메디컬 팀 지음
황혜숙 옮김

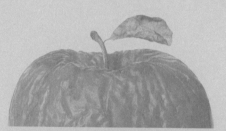

만성염증과 AGE로부터
내 몸을 지키는 방법

갈매나무

**일러두기**

본문의 하단 각주(*, **, ***···)는 모두 원주다.
원서의 주 중 출전 주는 1, 2, 3··· 등 일련번호를 달아 미주로 처리했다.

"20대 당신의 얼굴은 자연이 준 것이지만,
50대 당신의 얼굴은 스스로 가치를 만들어야 한다."

**– 가브리엘 코코 샤넬**

# 얼굴부터 썩는다는 것

몸은 얼굴부터 썩는다. '얼굴이 썩는다는 게 도대체 무슨 뜻이야?'라고 의아해하는 사람이 있을지도 모르겠다. '얼굴이 썩는다'는 말을 들으면 어떤 모습이 떠오르는가? 녹아내리거나 부어올라서 얼굴 자체가 무너져버리는 이미지를 떠올릴 수 있을 것이다. 다른 한편으로는 서서히 기능이 쇠퇴하다가 완전히 멈추는 이미지를 떠올릴 수도 있겠다. 얼핏 보기에는 아무런 변화가 없는 것처럼 보이지만 안쪽에서는 문제가 점점 커져서 기능이 저하되다가 마침내 정지하는 것이다. 이 책에서 말하는 '썩는다'는 후자의 이미지다.

얼굴에는 눈과 코, 입(혀), 귀 등 인간이 살아가는 데 매우 중요한 역할을 하는 감각기관이 모여 있다. 이 기관들의 기능이 서서히 쇠퇴해서 결국에는 정지하면 어떻게 될까? 인간이 살아가

는 데 필요한 오감(시각, 미각, 후각, 청각, 촉각) 중에 네 개의 감각
기관이 얼굴에 있다. 즉 얼굴이 썩으면 평범한 일상생활을 영위
할 수 없게 된다.

## 눈, 코, 입, 귀로 건강 상태가 드러난다

눈이 쇠퇴해서 그 기능을 완전히 잃어버리면 아름다운 풍경
이나 사랑하는 사람의 얼굴을 볼 수가 없다. 입의 기능이 쇠퇴하
면 맛있는 음식을 맛볼 수 없다. 코의 기능이 쇠퇴해도 맛있는
음식 냄새를 맡을 수 없고, 풍미를 맘껏 즐기지 못한다. 눈, 코,
입의 기능이 쇠퇴하면 생명을 유지하기 위한 식욕 자체가 없어
지고 말 것이다. 그리고 귀가 쇠퇴하면 대화를 즐길 수 없고, 위
험을 감지하기도 어렵다. 그뿐만 아니라 '썩는 현상'이 진행되고
있다면 이미 몸에 뭔가 심각한 이상이 발생했을 가능성이 크다.
마치 흰개미가 안쪽에서부터 갉아먹는 집과 같다. 눈에 띄지 않
게 은밀히 쌓이는 문제는 결국 병의 온상이 된다.

그러므로 사람의 건강 상태는 얼굴을 진단하면 바로 알 수 있
다. 얼굴은 뇌에 직접 연결되는 모든 감각기관이 집약되어 있어

서 현재 전신소身의 상태를 가장 단적으로 나타내는 부분이기 때문이다. 따라서 몸 전체가 썩어들어가지 않게 하려면 우선 얼굴의 건강이 중요하다. 하지만 유감스럽게도 한창 일할 나이인 30~40대에도 이미 얼굴이 썩어들어가기 시작한 사람이 적지 않다.

## 100세 시대*를 평탄하게 살아내기 위하여

앞으로의 시대를 살아갈 우리가 생각해야 할 문제가 있다. 바로 평균수명 문제다. 의료복지의 발전으로 인해 인간의 수명이 계속해서 길어지고 있다. 런던대학교 경영대학원의 경영실무 교수인 린다 그래튼Lynda Gratton 의 자료에 따르면 선진국에서 2007년에 태어난 사람들 중 절반은 평균 103세까지 살 것이라고 한다.

---

\* 린다 그래튼은 앤드루 스콧과 공저한 《100세 인생》에서 2107년에는 주요 선진국에서 인구의 절반 이상이 100세보다 오래 살 것이며 따라서 평균수명이 80세 정도라고 가정하고 만들어졌던 인생 설계의 세 단계(교육, 일, 은퇴)에 근본적인 전환이 필요하다고 주장한다. 한편 2017년 9월 11일 일본 내각에서는 인생 100세 시대를 위한 사회·경제 시스템을 실현하는 정책의 기본 디자인을 검토하는 '인생 100세 시대 구상 회의'가 개최되었다.

| 몸은 얼굴부터 늙는다

특히 선진국 중에서도 고령화가 가장 눈에 띄게 나타나는 일본에서는 그 평균치가 더 높아 107세에 이를 것으로 보인다. 일본의 평균수명은 선진국 중에서도 가장 길다(표1). 이러한 자료를 바탕으로 판단하면 앞으로는 100년을 살 것이라 전제하고 인생을 설계해야 할 것이다. 예를 들면 80세까지 일하다가 20년을 더 살고 100세에 사망한다. 그렇게 인생을 준비해야 한다.

표1    2007년생의 50퍼센트가 도달할 것으로 기대되는 연령

미국          104
영국          103
일본          107
이탈리아      104
독일          102
프랑스        104
캐나다        104

고령화가 진행된 일본은 선진국 가운데 기대수명이 가장 높게 나왔다.

(나이)
100  101  102  103  104  105  106  107  108

출처: 런던대학교 경영대학원 경영실무 교수 린다 그래튼

그렇다면 여기에서 여러분에게 질문을 하나 하고자 한다. 100년이라는 오랜 세월을 살아가는 가운데 어떤 일이 가장 힘들까? 아마 사람들 대부분이 '평범하게 생활할 수 없게 되는 것'이라고 대답하지 않을까? 그렇다면 평범하게 생활하기 위해서는, 즉 건강수명*을 누리기 위해서는 어떻게 해야 할까? 바로 얼굴을 썩지 않게 해야 한다. 썩는다는 것은 알게 모르게 문제가 산적해서 조용히 기능이 정지하고 마는 것이다. 그러므로 우리는 얼굴의 기능이 조용히 정지되어가는 것을 막아야 한다.

그래서 이 책에서는 '100세까지 평범하게 살아가기 위해 얼굴을 썩지 않게 하는 방법'을 소개하고자 한다. 먼저 이 책의 구성에 대해 설명하겠다.

1부에서는 얼핏 보기에는 아무런 문제가 없는 것 같지만, 실은 안쪽에서 큰 문제가 일어나고 있는 '썩는' 메커니즘에 대해서 자세히 설명한다. 이어서 얼굴에 주목한다. 입안에 있는 상재균의 균형이 깨져 치주병으로 세균이 가득 차면 결과적으로 세균

---

* 누군가의 도움 없이 혼자서 몸을 움직여 일상생활을 할 수 있는 기간을 말한다. 2016년 시점에서 여성은 74.79세, 남성은 72.14세였다.

이 입에서 전신으로 퍼져나간다. 이러한 과정에 대해서 2부에서 자세하게 설명한다. 3부에서는 몸을 썩게 하는 물질이 조금씩 쌓여서 몸이나 얼굴이 썩게 되는 현상에 대해 알아본다. 이어서 4부에서는 3부까지의 지식을 바탕으로 얼굴이 썩지 않게 하려면 구체적으로 어떻게 해야 하는지 그 방법에 대해 다룬다. 마지막으로 이러한 지식으로 일상의 행동이 바뀌었다면, 다시 한번 무엇을 위해 건강해지고 싶은지 생각해야 한다. 5부에서는 이에 대해 자세히 설명하고자 한다.

# 차례

# 2부 노화를 막으려면 입속 세균을 잡아라

# 3부 늙지 않으려면 당을 멀리하라

# 4부 노화를 막고 수명을 늘리는 식사법

# 5부 노화에 대한 불안과 공포에서 벗어나는 법

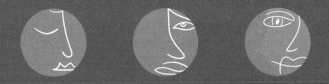

## 1부

왜 어떤 사람은 늙어 보이고,
어떤 사람은 젊어 보일까?

1장

# 내 몸을 지키는 면역이
# 나를 늙게 만든다고?

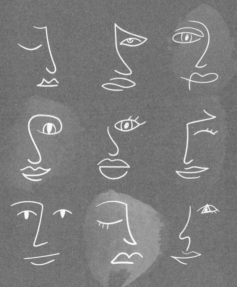

# 똑같이 나이 먹어도 다르게 늙어가는 이유

동갑인데 그 나이로는 보이지 않을 만큼 나이 들어 보이는 사람이 있는가 하면, 반대로 나이보다 훨씬 젊어 보이는 사람도 있다. 나이 들어 보이는 사람이든 젊어 보이는 사람이든 태어났을 때부터 계속 그런 상태였을 거라고 생각하는 사람도 있을 것이다. 하지만 이런 의문이 든 적은 없는가?

'도대체 왜 동갑인데 나이를 먹는 속도가 다른 걸까?'

'무엇이 한쪽은 늙게 만들고 다른 한쪽은 젊게 만드는 것일까?'

사실 그 차이에는 '썩는' 과정이 큰 영향을 미친다. 몸 안쪽에서 조용히 진행되고 있는 문제가 '노화'라는 형태로 표면화되는 것이다. 즉 얼굴의 노화는 몸 안에서 생기는 문제의 진행 상태를 드러내는 것이다.

예를 들면 미간의 주름이다. 나이에 비해 미간의 주름이 깊은 사람들이 있는데, 한층 더 늙어 보인다. 하지만 미간의 주름이 깊다는 데에는 더 중요한 의미가 있다. 사실 미간의 주름이 깊은 사람은 그렇지 않은 사람에 비해 동맥경화 때문에 사망할 확률이 열 배 가까이 높다는 연구 결과가 있다. 이는 2018년 유럽심

장학회에서 프랑스 툴루즈대학병원 노동위생학 조교수 욜랑드
에스키롤Yolande Esquirol이 발표한 것으로 약 3200명의 건강한 성
인을 대상으로 이마의 주름을 평가한 후 20년에 걸쳐 추적조사
한 결과다.

주름은 대체 왜 생기는 것일까? 우선은 피부의 콜라겐 변화를
들 수 있다. 노화가 진행되면 피부의 탄력이 없어진다. 게다가
얼굴의 혈관도 나이가 들면서 매우 가늘어지고 약해진다. 피부
와 혈관의 노화. 이것이 얼굴의 노화의 차이로 나타나는 것이다.

머리카락의 노화도 간과할 수 없다. 젊을 때부터 머리카락이
얇거나 새치가 많은 사람이 있다. 그러한 머리카락의 노화가 건
강에 어떤 영향을 주는지는 아직 밝혀지지 않았다. 하지만 2017
년 인도심장학회에서 발표한 데이터를 보면, 40세 이하의 인도
남성 약 2000명(관상동맥질환을 앓고 있는 남성 790명과 건강한 남성
1270명)을 대상으로 연구한 결과, 머리카락이 얇거나 새치가 많
은 남성은 그렇지 않은 남성에 비해 관상동맥질환*이 발병할 확

---

* 심장의 근육(심근)에 혈액이 잘 미치지 않는 병을 '관상동맥질환'이라고 한다. 혈관이 굳어서 혈액이
잘 통하지 않게 되는 동맥경화가 그 원인이다. 관상동맥질환의 증상으로는 심장의 근육이 산소 부
족으로 괴사하는 급성심근경색증 등이 있다.

률이 다섯 배 이상 높다고 한다.

　여기까지 읽은 독자들은 이런 의문이 들지도 모르겠다. 왜 사
람마다 노화의 속도가 다른 것일까? 여기에 대답하려면 그 전에
다음 질문에 대답할 필요가 있다. '사람은 무엇 때문에 늙어가는
것일까?' 그 원인을 알면 노화의 속도가 차이 나는 이유도 자연
스럽게 설명할 수 있을 것이다.

　지금까지 사람의 노화는 나이를 먹어서 생기는 것이라고 생
각해왔다. 오래 살다 보면 나이를 먹으면서 누구나 비슷한 시기
에 비슷한 과정으로 늙어간다고 여겼다. 피부에 주름이 생기거
나 눈이 침침해서 잘 보이지 않게 되고 혈관이 굳고 근육이 쇠
퇴하고 뼈가 약해진다. 심장이나 신장의 상태도 나빠지고 기억
력도 저하된다. 암에 걸릴 우려도 있다.

　인간이 나이를 먹으면서 노화 현상을 겪는 것은 자연스러운
것이고, 노화는 세포의 프로그램이나 유전자에 의해 정해진 것
이라고 여겨왔다. 그리고 그러한 노화의 속도를 늦추기 위해서
는 각각의 부위나 장기별로 대처할 수밖에 없다고 생각했다. 예
를 들면 피부의 처짐이나 주름에는 콜라겐이 깊이 연관되어 있
기 때문에 피부 노화를 막기 위해 콜라겐이 들어간 음식을 먹는

다. 또한 골다공증에 걸리지 않도록 칼슘이 들어간 식품이나 건강식품을 많이 섭취한다. 혈관이 막혀서 심근경색증이나 뇌경색 등에 걸리지 않도록 혈압과 혈당치에 주의하고, 당질이나 염분을 지나치게 섭취하지 않도록 주의한다. 이와 같은 이야기들을 많이 들어보지 않았는가? 하지만 모든 사람이 동일하게 노화한다면 모를까, 이와 같은 논리로는 노화의 속도가 사람마다 다른 이유를 설명할 수 없다.

사실 사람이 '썩는 것'은 나이에 의한 것만이 아니다. 그보다는 나 자신의 몸을 지켜줘야 할 면역 반응의 폭주가 막대한 영향을 미친다. '병원균 같은 외적으로부터 몸을 보호하는 면역 반응이 왜 우리 자신에게 적의를 드러내는 것일까?' '왜 우리의 생명을 지켜줘야 할 면역 반응이 몸이 썩는 속도에 영향을 주는 것일까'라는 의문이 들지도 모른다. 이를 이해하기 위해서는 우리 몸을 형성하고 있는 세포가 어떻게 면역 기능을 발휘하여 병을 막아주고 있는지, 즉 그 방어 시스템을 알아야 한다.

# 내 몸을 지키는 방어 시스템, 면역

고등학교 생물 시간에 배운 적이 있는 사람도 있겠지만, 생물이 병원균이나 이물질의 침입으로부터 몸을 지키려는 작용인 면역에 대해 간단히 설명해보고자 한다. 우선 면역이라는 말은 '역疫(병)으로부터 면免한다(벗어난다)'는 뜻이다. 우리 몸은 바이러스나 세균, 곰팡이와 같은 병원체나 이물질에 항상 노출되어 있다. 그렇기 때문에 생명을 유지하기 위해서는 늘 병원체나 이물질이 몸에 침입하지 않도록 제거해야 한다. 즉 '면역'이란 병원체나 이물질이 몸에 침입하지 않도록 제거해주는 시스템을 말한다.

병원체를 제거하는 데에는 여러 단계가 있다. 원래 외부에서 들어오는 병원체는 피부나 몸의 기관을 덮고 있는 점막의 장벽에 의해 차단된다. 대부분의 병원체나 이물질은 이곳을 통과하지 못한다. 하지만 가장 먼저 장벽을 넘는 병원체나 이물질이 생긴다. 면역 반응은 이렇게 처음으로 장벽을 돌파한 병원체나 이물질에 대해 일어나는 반응이다. 예를 들면 넘어져서 다쳤을 때 몸 안에 다양한 병원체나 세균이 들어온다. 이때 몸을 방어하기 위한 세포를 '면역세포*'라고 한다. 조금 어렵게 들릴지도 모르지만, 우리가 알지 못하는 곳에서 일어나는 병원체 및 세균과 맞서는 면역세포의 투쟁이야말로 사람마다 다른 노화 속도의 주된 요인이다.

병원체 제거를 위한 1단계는 비교적 소규모의 물리적 공격이 중심이 된다. 예를 들면 면역세포가 병원체와 결합한 후 함께 죽어버리거나(죽은 면역세포는 고름이 된다), 병원체를 먹어서 소화효소로 분해하곤 한다. 하지만 병원체 가운데는 지극히 까다로운 병원체도 많다. 예를 들면 혈액 속에 흐르고 있는 작은 병원체는 면역세포가 찾아내기 어렵다. 체세포 안에 깊이 들어가 있는 병원체도 있는데 체세포가 면역세포보다 더 크기 때문에 삼키거나 먹어서 없앨 수 없다.

그래서 2단계에서는 팀워크를 발휘해 더 강력한 물리적 공격

---

\* 면역 시스템으로 움직이는 세포를 말한다. 골수에 있는 조혈간세포에 의해 만들어진다. 방위 기능에는 병원체나 이물질을 먹어서 제거하는 자연면역과 이물질에 대한 항체를 만들어 제거하는 획득면역, 이렇게 두 종류가 있다. 면역세포에는 병원체나 이물질을 공격하는 '호중구', 세균을 먹을 뿐만 아니라 이물질을 제거하기 위해 신호를 전달하는 물질인 사이토카인을 방출해 염증을 일으키는 '대식세포', 가지와 같은 돌기가 있고 다른 면역세포에 명령을 내리는 '수지상세포', 병원체나 이물질을 제거하는 항체를 방출하는 'B세포', 병원체에 감염된 세포 등을 공격해서 없애는 'NK세포', B세포나 대식세포를 활성화하거나 감염된 세포를 공격하는 'T세포'가 있다.

을 가하거나 이물질을 변질시켜서 기능을 정지시키는 방식으로 공격한다. 병원체에 감염된 세포 그 자체를 파괴하거나 병원체를 포식하는 더 강력한 세포를 불러들이기도 한다. 또한 몸 안에 침입한 이물질에 대항해 만든 단백질 항체[*]를 이물질의 항원[**]과 결합시켜서 녹이거나 단단하게 만들거나 무독화한 후 면역세포가 그것을 포식해서 제거하기도 한다. 이때 면역세포는 병원체를 팀워크로 단숨에 제거하려고 한다. 강력한 외적에는 단독으로 맞서는 것보다 팀으로 대처하는 편이 더 확실히 제거할 수 있기 때문이다.

## 면역세포는 어떻게 커뮤니케이션을 할까?

팀워크를 이루기 위해서는 면역세포끼리 커뮤니케이션을 할

---

[*]    특정 병원체나 이물질에 항원을 결합시키고, 생체 내에서 이를 제거하는 분자를 말한다. 인간의 몸은 어떤 병원체, 이물질이 들어와도 그에 맞는 항체를 만들 수 있다. 항체가 붙어 있는 항원은 활동이 멈추거나 느려져서 백혈구가 잡아먹기 쉬워 제거하기 수월하다.

[**]   몸에 들어온 병원체나 이물질을 말한다. 항원에는 세균, 곰팡이, 바이러스 등의 병원체뿐 아니라 다른 생물이 지닌 유기물이나 세균이 만들어내는 내독소, 암세포 등이 포함된다.

필요가 있다. 특히 병원체가 몸속에 퍼지기 전에 신속하게 면역 세포 간의 커뮤니케이션을 취해야 하는데, 그러려면 간단하고 광범위한 정보 네트워크가 필요하다. 하지만 세포 자체는 말을 할 수 없다. 그렇다면 면역세포들은 어떻게 커뮤니케이션을 취하고 있을까?

크게 나누어 두 가지 커뮤니케이션 방법이 있다고 한다. 하나는 세포끼리 접촉해서 직접 커뮤니케이션을 취하는 방법이다. 이것은 세포가 행하는 커뮤니케이션 중에서도 가장 원시적인 방법이다. 이는 마치 실 전화기와 비슷하다. 뇌에 있는 신경세포* 등은 통화하기 위한 실에 해당하는 시냅스(신경세포 간의 접합부)를 최대한 늘려서 좀 더 신속하게 많은 세포와 정보를 교환한다. 하지만 면역세포 입장에서는 광대한 몸속에서 많은 아군을 불러들여 싸우기에는 조금 비효율적인 커뮤니케이션 방법이다.

다른 한 가지 방법은 몸속에 뻗어 있는 네트워크인 혈관을 사용해서 원격으로 커뮤니케이션을 취하는 방법이다. 세포는 단백질로 만들어진 신호전달물질을 혈관 안에 방출한다. 그것이 바

---

*    중추신경계에서 정보처리와 정보전달에 특화된 세포를 말한다.

로 '사이토카인cytokine'*이라 불리는 전달물질이다. 사이토카인은 라틴어로 세포를 뜻하는 사이토cyto와 움직임을 뜻하는 카인kine의 합성어다. 말하자면 세포가 보내는 편지 같은 것이다. 사이토카인을 통해 의사소통하는 방법을 '인자매개상호작용factor-mediated interaction'이라고 한다.

사이토카인은 혈류를 통해 몸속을 자유롭게 돌아다닌다. 그렇기 때문에 몸속에 있는 다양한 세포에 메시지를 보낼 수 있다. 사이토카인은 수용체라는 특정 메시지를 받아들이는 수신함 같은 것을 가지고 있어서 아무리 멀리 떨어져 있어도 확실하게 메시지를 받을 수 있다. 사이토카인의 메시지에는 여러 내용이 담겨 있다. '늘어라'라는 메시지도 있고, 세포의 행동을 촉진하는 '일해라'라는 메시지도 있다. 한편 '얌전히 있었으면 좋겠다'라는 것도 있고, 세포의 행동을 억제하는 '죽어달라'는 것도 있다.

사이토카인은 면역세포뿐만 아니라 모든 세포에서 발신되어

---

\*     면역세포가 분비하는 단백질로 이루어진 생체반응조절물질을 말한다. 다양한 종류가 있다. 염증을 유도하고, 면역세포의 수명을 연장시켜서 발열 반응을 일으키는 '인터루킨(IL)', 염증 초기에 면역세포인 대식세포 등에서 분비되며 종양세포를 파괴하는 역할을 맡는 '종양괴사인자(TNF)', 면역세포를 활성화시키는 '인터페론(IFN)', 백혈구의 운동성을 높여주는 '케모카인' 등이 있다.

세포 사이에서 몸을 유지하기 위한 메시지를 전달한다. 예를 들면 지방세포가 발신하는 사이토카인 안에는 '몸무게를 유지하라'는 메시지가 담겨 있다. 체중의 항상성 homeostasis* 효과는 정확히 어디에서 일어나고 있는지 알 수 없었다. 그러나 최근 연구에서 지방세포가 방출하는 사이토카인이 중요하다는 사실이 밝혀졌다. 이처럼 세포끼리의 커뮤니케이션을 담당하는 사이토카인은 우리 몸을 유지하는 것과 깊은 연관이 있다.

## 암세포는 속임수를 쓴다

2018년에 교토대학교 특별교수 혼조 다스쿠本庶佑가 노벨 생리의학상을 받았다. '면역억제 장애에 의한 암 치료법 발견'으로 수상을 했는데, 면역시스템을 억제하는 것이 혼조가 발견한 'PD-1(세포의 자연사를 촉진하기 위해 프로그램된 분자)'이라는 단백

---

\* '호메오스타시스'는 온도나 습도 등 외부 환경에 영향을 받지 않고 체온 유지, 혈당치 조절, 체중 조절 등 인간이 살아가는 데 필요한 조건을 거의 일정하게 유지하는 기능을 말한다. 내분비계, 면역계, 신경계 시스템이 서로 협력해 유지한다.

질이다. 이 분자의 역할은 스스로 자신을 공격하는 자가면역질환을 일으키지 않도록 하는 것이다.

그러나 이러한 PD-1이 암세포 표면에 존재하면 암세포를 제거하는 면역세포에 붙어 '정지하라'는 메시지를 보내게 된다. 그러면 면역세포는 다른 면역세포의 지원을 요청하기 위한 사이토카인을 방출하지 못해 기능이 정지된다. 그사이에 암세포가 증식해서 몸을 갉아먹는 것이다.

면역이 바르게 작용하도록 암세포에 있는 PD-1의 메시지를 차단하는 기능을 지닌 약이 있다. 그것이 니볼루맙nivolumab (백혈구의 일종인 T세포에서 발현되는 PD-1 단백질에 결합해 PD-1을 차단하고 면역체계가 암세포를 죽일 수 있도록 하는 단클론 항체)이라는 약이다.

## 사이토카인과 호르몬은 비슷하면서도 다르다

우리 몸속에는 뇌나 몸의 각 기관에 작용하는 사이토카인과 같은 역할을 하는 전달물질이 존재한다. 바로 호르몬*이다. 호르몬도 마찬가지로 혈관을 통해 몸속에 영향을 주는 신호전달물질이다. 호르몬은 시상하부**나 뇌하수체, 부신,*** 정소나 난소와 같은 이른바 내분비기관에서 배출된다.

예를 들면 근육이나 골격을 발달시켜서 남자다운 몸을 만드는 남성호르몬, 마찬가지로 피하지방을 늘려서 둥그스름한 여성스러운 몸을 만드는 여성호르몬, 교감신경을 자극해서 혈당치와 혈압을 높이고 몸을 흥분 상태로 만드는 아드레날린이나 노르아드레날린, 정신을 안정시켜서 기분을 가라앉히는 세로토닌, 자궁을 수축시켜서 분만을 촉진하거나, 모유를 만드는 역할을 하는 옥시토신 등이 있다. 호르몬은 몸의 각 기관을 움직이거나 기분이나 감정을 좌우하는 신호를 전달하는 물질인 것이다. 이처럼 호르몬과 사이토카인은 매우 비슷한 역할을 한다.

---

* 항상성을 유지하기 위해 내분비기관에서 분비되는 신호전달물질. 몸의 건강 유지를 위해 여러 기능을 조절한다. 현재 100여 종 이상의 호르몬이 발견되었다.
** 체온 조절이나 혈압, 심박수, 성욕 등을 관장할 뿐만 아니라 분노나 불안 같은 정동행동과 자율신경계를 조절하는 기능이 있다.
*** 신장 상부에 존재하는 내분비 장기. 이곳에서 알도스테론이나 당질부신피질호르몬, 아드레날린, 노르아드레날린 등의 호르몬이 만들어진다.

하지만 호르몬은 몸에 광범위하게 작용한다는 점에서 사이토카인과 큰 차이가 있다. 즉 통신을 할 수 있는 거리가 다른 것이다. 사이토카인은 주로 발신하는 세포 주변에 작용한다. 반면 호르몬은 사이토카인에 비해 더 멀리 있는 표적기관에 작용할 수 있다.

## 내 몸의 항상성을 유지시키는 전달물질

지금까지 소개한 것처럼 우리의 몸은 세포들끼리 커뮤니케이션하면서 세포를 활성화하거나 진정시켜서 항상성을 유지한다.

세포 간의 커뮤니케이션에는 신경계, 내분비계, 면역계가 관여한다. 면역계는 인간의 면역을 관장하고, 사이토카인은 면역 세포 간의 커뮤니케이션을 담당하는 전달물질이다. 또한 내분비계는 생명 유지 활동이나 생식 활동을 관장하며, 전달물질(호르몬)이 내분비계 사이를 왕래한다. 그리고 신경계에서는 중추신경<sup>*</sup> 안에서도 세포 간 커뮤니케이션이 이뤄진다. 기쁨과 쾌락의 감정을 관할하는 도파민, 마음을 진정시키는 역할을 하는 세로토닌, 흥분을 매개하는 아드레날린과 같은 전달물질은 널리 알려져 있다. 뇌 속의 '시냅스'라는 안테나를 통해 이러한 신경전달물질<sup>**</sup>을 주고받는다.

전달물질의 전달 방식이나 양에 문제가 없으면 우리의 감정은 안정적으로 유지된다. 하지만 어떤 전달물질의 양이 지나치게 많거나 적으면 분노를 억제하지 못하고, 쾌락에 지나치게 빠지거나 우울증이 오기도 한다. 또한 전달물질은 서로에게 영향을 주기도 한다. 따라서 전달물질을 매개로 하는 면역계, 내분비계, 신경계의 네트워크가 우리의 몸 상태를 크게 좌우하고 있는 셈이다.

---

\* 뇌와 척추로 구성된 신경. 전신에 지령을 내보내는 역할을 한다.

\*\* 이른바 '뇌 속 호르몬'이라 불린다. 뇌 속의 세포를 활성화하거나 억제한다.

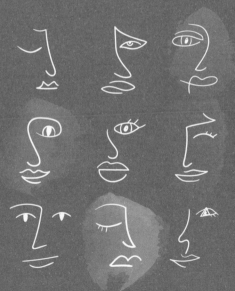

2장

이렇게 난 멀쩡한데
염증은 무슨?

# 몸 안에 생기는 불꽃, 염증

염증이 생겼을 때 몸은 어떤 상태가 될까? 면역세포가 병원체와 싸우는 이야기로 돌아가자. 병원체나 이물질에 대해 강력한 물리적 공격을 하는 2단계에서 면역세포는 팀워크로 물리적 공격을 하기 위해 사이토카인을 방출한다.

예를 들면 사이토카인은 모세혈관*을 확장해서 지원해줄 다른 면역세포들을 불러들이라는 메시지를 발송한다. 한편으로는 면역세포를 활성화하기 위해 뇌의 시상하부에 영향을 줘서 발열을 일으키는 메시지를 보내기도 한다.

병원체를 몰아내기 위해 사이토카인으로 면역세포를 활성화하면 면역세포는 병원체에 감염된 자신의 몸의 세포를 점점 파괴하기 시작한다. 당연한 얘기지만, 세포의 파괴는 고통을 동반한다. 면역세포가 물리적으로 공격하는 부위는 붉게 변하거나 열이 나고 통증이 생기거나 붓기도 한다. 마치 몸 안에 불꽃이 있는 것 같은 상태가 되는 것이다. 이것이 바로 '염증'이다.

---

\* 전체 혈관의 99퍼센트를 차지한다. 산소와 영양분을 온몸에 운반해 공급하는 역할을 한다.

# 염증이 몸을 썩게 만든다

염증에는 크게 두 종류가 있는데, 하나는 급성염증이다. '급성'이라는 말 그대로 일과성 염증 상태를 말한다. 급성염증은 1~2주 정도면 수습되는 일시적인 염증이다. 이른바 찰과상 등에서 볼 수 있는 염증으로 이 책에서 말하는 '썩는' 상태는 아니다.

그러나 만성적으로 계속되는 염증은 '썩는' 상태를 유발한다. 자신의 몸이 면역세포에 의해 장기간 공격을 받으면 부패가 한층 더 진행된다. 이 상태를 '만성염증'이라고 한다. 약한 불 같은 염증이 오랫동안 계속되거나 반복되면 몸의 기능이 조금씩 약해진다. 피부나 장기가 딱딱해져서 방어 기능이나 본래 장기의 기능을 다하지 못하게 되는 것도 염증 때문이다.

사람들 대부분은 자신의 몸 안에는 그런 만성염증이 없다고 생각할지도 모른다. 하지만 전 인구의 약 70퍼센트가 앓고 있는 염증성 질환이 있다. 바로 치주병으로, 입안에 생기는 만성적인 염증이다. 치주병은 입안에 있는 세균이 치아와 잇몸 사이에 붙어서 생겨난다. 세균이 많이 붙으면 잇몸에 경미한 염증이 일어난다. 염증으로 인해 환경이 바뀌면, 세균총<sup>*</sup>도 바뀌고 점점 그 램음성균<sup>**</sup>이 많아진다. 면역세포에 의해 세포가 사멸할 때 이 세균이 지닌 내독소<sup>***</sup>가 방출되는 것이다.

이 내독소에 면역체가 반응해서 사이토카인이 대량으로 분비된다. 면역세포가 활성화해서 잇몸이 붓고, 염증이 유발되거나, 파골세포<sup>****</sup>가 활성화되곤 한다. 이런 식으로 자신의 몸을 공격하고 염증 상태를 일으키는 것이다. 염증 상태가 계속되면 세균에 감염된 잇몸조직이 점점 파괴된다. '치조골'이라는 치아를 지탱하는 뼈가 녹기 시작하고 결국은 치아가 빠지고 만다. 이처럼 몸의 기능이 조금씩 저하되는 '부패'와 '만성염증'은 매우 밀접한 관계가 있다.

---

\* 　미생물의 집합체를 가리킨다. 꽃밭처럼 보인다고 해서 '플로라'라고 부른다.

\*\* 　세균 분류를 위한 염색법(그램 염색)으로 물들지 않는 세균 중 하나. 균이 사멸하면 독성이 나오는 경우가 있다. 대장균이나 콜레라균 등도 이에 포함된다.

\*\*\* 세균이 만드는 독소에는 외독소와 내독소가 있다. 균 밖에 분비되는 독소는 외독소이고, 내독소는 세포벽의 성분으로 균이 사멸했을 때 나오는 것을 말한다.

\*\*\*\* 뼈를 파괴하는 세포를 말한다. 뼈를 녹이는 효소와 뼈와 접하는 부분을 산성으로 만들어 뼈를 녹인다.

# 치주병 예방은 양치질만으로 안 된다?

일본 후생성이 실시한 〈2016년 치과질환 실태조사〉에서 30대의 80퍼센트는 치주병 증상이 있다는 사실이 밝혀졌다. 이는 치주질환자의 연령대가 낮아지고 있다는 사실을 의미한다. 잇몸과 치아의 사이(치주포켓)가 0.5~3밀리미터 정도면 큰 문제가 없지만, 4밀리미터 이상의 틈이 벌어졌다면 이미 치주병이 의심되고 염증이 진행되고 있다고 볼 수 있다.

2005년에는 15~24세까지의 사람 중 치주병을 앓는 사람이 7.2퍼센트였다. 그러나 2016년 조사에서는 17.6퍼센트로 증가했다. 또한 한창 왕성하게 일하는 세대인 25~44세 사이에서도 치주질환자 수가 증가했고, 45~54세 사이에서는 두 명 중 한 명이 치주병이었다(표2). 문제는 2016년에 매일 두 번 이상 양치질을 하는 사람이 절반 가까이였는데도 불구하고 치주병에 걸리는 사람이 늘었다는 놀라운 실상이 밝혀졌다는 것이다(표3). 이것은 양치질 부족 이외에도 식생활의 변화나 생활환경의 변화 등 염증을 일으키는 또 다른 원인이 있다는 점을 시사한다. 이 문제에 대해서는 3부에서 소개하겠다.

표2 **4밀리미터 이상의 치주포켓을 가진 사람의 연령 그룹별 비율과 연도별 추세**

(%)

| 연령 그룹(세) | 1999년 | 2005년 | 2011년 | 2016년 |
|---|---|---|---|---|
| 15~24 | 10.4 | 7.2 | 8.5 | 17.6 |
| 25~34 | 21.5 | 21.6 | 17.8 | 32.4 |
| 35~44 | 31.5 | 26.6 | 24.3 | 42.6 |
| 45~54 | 43.4 | 42.2 | 33.2 | 49.5 |
| 55~64 | 50.0 | 49.8 | 47.0 | 53.7 |
| 65~74 | 45.5 | 48.9 | 46.5 | 57.5 |
| 75~ | 28.0 | 36.5 | 44.9 | 50.6 |

*1999년과 2005년 이후에는 치아 한 개당 검사 부위가 다르다.
*피조사자 중 대상 치아를 가지지 않는 사람도 포함한 비율을 산출했다.

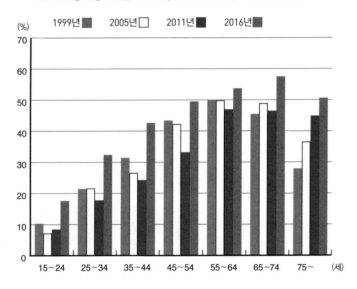

출처: 일본 후생노동성 〈2016년 치과질환 실태조사〉

왜 어떤 사람은 늙어 보이고, 어떤 사람은 젊어 보일까?

**표3** 양치질 습관의 실태와 그 추이

1969~2016년 전수(1세 이상)

(%)

| 조사 연도 | 닦지 않는 사람 | 가끔 닦는 사람 | 매일 (총 횟수) | 매일 닦는 사람 | | | | 매일 2회 이상 합 |
|---|---|---|---|---|---|---|---|---|
| | | | | 1회 | 2회 | 3회 이상 | 횟수 미상 | |
| 1969년 | 8.1 | 11.8 | 79.7 | 62.8 | 15.1 | 1.8 | − | 16.9 |
| 1975년 | 4.3 | 9.2 | 80.7 | 53.4 | 24.6 | 2.6 | − | 27.3 |
| 1981년 | 2.4 | 7.1 | 90.5 | 46.4 | 36.6 | 7.5 | − | 44.1 |
| 1987년 | 1.3 | 5.5 | 93.2 | 38.6 | 41.7 | 13.0 | − | 54.6 |
| 1993년 | 1.1 | 3.9 | 94.0 | 33.0 | 44.9 | 16.1 | − | 61.0 |
| 1999년 | 1.3 | 2.5 | 95.0 | 28.7 | 47.5 | 18.8 | − | 66.3 |
| 2005년 | 1.3 | 2.4 | 94.8 | 25.4 | 48.7 | 20.8 | − | 69.5 |
| 2011년 | 1.2 | 1.8 | 95.5 | 21.9 | 48.3 | 25.2 | 0 | 73.5 |
| 2016년 | 0.4 | 1.5 | 95.3 | 18.3 | 49.8 | 27.3 | − | 77.0 |

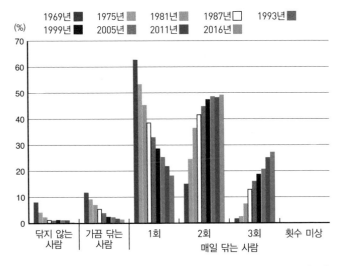

출처: 일본 후생노동성 〈2016년 치과질환 실태조사〉

치주병은 치아 주변에 있는 치주조직에 염증이 생겨 결국은 치아라는 기관을 잃고 마는 무서운 병이다. 하지만 최근에는 그 이상으로 치주병과 전신 질환의 연관성이 주목을 받고 있다.

입안에는 약 500~700여 종의 세균이 있다. 그 세균들은 제각기 역할이 있는데 식생활이나 생활환경의 변화에 따라 세균의 균형이 깨지면 내독소를 가진 세균이 늘어난다. 이 세균은 치아 주변에서 염증을 일으키는 데 그치지 않는다.

사람의 입에는 타액이 흐르고, 하루에 1~1.5리터의 타액을 마신다. 그 세균은 이 타액에 합류해서 위나 장의 소화기관을 통해 몸 안의 또 다른 장기들에 이르게 된다.

치주병이 심해지면 문제는 더 커진다. 잇몸조직이 파괴되어 온몸 곳곳에 연결돼 있는 혈관과 이어지면 세균이 혈관을 타고 온몸을 돌기 때문이다. 그러면 온몸에 존재하는 면역세포가 세균의 내독소에 반응해서 염증을 만드는 사이토카인을 퍼뜨린다. 결국 온몸이 염증에 휩싸이게 되는 것이다.

## 잇몸의 염증은 당뇨병도 악화시킨다

특정 부분에서 사이토카인의 혈중농도가 높아지면 사이토카인은 호르몬과 마찬가지로 온몸에 대량으로 확산되는 특징이 있다. 그렇기 때문에 치주병이 장기화되면 거기에서 발생한 사이토카인이 전신의 면역세포에 영향을 줘서 온몸이 염증 상태가 되고 만다. 최근 여러 연구에서 치주병과 전신질환의 연관성이 밝혀지고 있는데, 그 주된 원인이 사이토카인이라고 해도 과언이 아니다.

2009년에 도쿄의과치과대학 부속병원을 중심으로 식사 등의 잘못된 생활습관 때문에 고혈당이 된 2형 당뇨병 환자* 142명에 대해 당뇨병과 치주병이 어떻게 서로 영향을 미치는지에 관한 조사가 이뤄졌다.[1] 그 결과, 치주병 치료로 혈당 조절이 개선되는 한편, 당뇨병 치료로도 치주병 증상을 억제할 수 있다는 사실

---

\* 당뇨병은 원인에 따라 크게 두 유형으로 나뉜다. 1형은 젊었을 때 발병하는 유형으로, 췌장에 있는 랑게르한스섬의 β세포에 장애가 생겨 인슐린을 만들지 못하게 된 결과, 고혈당 상태에 빠지는 유형이다. 2형은 유전적인 원인과 더불어 운동 부족이나 당질을 과다 섭취해서 인슐린의 분비와 활동이 억제된 결과, 고혈당 상태가 된 것이다. 대부분의 당뇨병은 2형 당뇨병이다.

이 밝혀졌다.

　치주병으로 인해 생긴 사이토카인은 혈중의 당을 에너지로 변환하는 호르몬인 인슐린에 '기능을 정지하라'는 메시지를 보낸다. 그로 인해 인슐린 저항성 상태가 지속되어 당뇨병을 악화시킨다. 즉 치주병을 제대로 치료하면 인슐린 저항성이 개선되어 혈당을 잘 조절할 수 있다는 사실이 밝혀진 것이다. 또한 고혈당은 입안의 만성염증을 악화시킨다. 그 밖에도 치주병 세균이 동맥경화 등의 심혈관질환을 일으키거나 악화시킨다는 사실이 다양한 연구를 통해 밝혀지고 있다.

3장

늘어 보이는 사람의
몸 안에는
만성염증이 있다

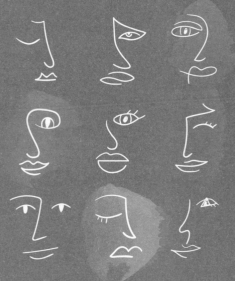

## 동맥경화도 만성염증과 관련이 있을까?

동맥경화는 혈관이 굳어져서 유연성이 없어지는 병이다. 동맥경화가 심해지면 혈관이 혈류에 맞춰 자유롭게 확장할 수 없고, 좁아진 혈관에 혈전이 생겨 막혀버린다. 이는 심근경색증이나 뇌경색, 대동맥류 같은 심혈관질환을 유발한다.

지금까지 동맥경화는 노화가 주된 원인이라고 생각했지만, 모든 환자가 다 그렇지는 않다는 논문이 발표되었다. 세인트루크 중미심장연구소와 미주리대학교 의과대학이 공동으로 연구한 동맥경화에 대한 논문으로,[2] 이 논문은 약 4000년 이상 지난 미라의 동맥경화를 인정할 수 있을지를 조사한 것이었다. 고대 이집트인, 고대 페루인, 북미 대륙 남서부에 살았던 푸에블로인 ancestral puebloans, 알래스카반도에서 러시아 캄차카반도에 걸친 알류샨 열도를 생활권으로 삼았던 알류트인의 미라를 대상으로 조사했다. CT촬영으로 동맥벽에 화석화된 플라크plaque(죽종)가 있는지를 알아본 결과, 네 개의 모든 영역에서 137구의 미라 중 47구에 동맥경화의 징후가 발견되었다. 고대 이집트인은 76명 중 29명(38퍼센트), 고대 페루인은 51명 중 13명(25퍼센트), 푸에블로인은 5명 중 2명(40퍼센트), 알류트인은 5명 중 3명(60퍼센트)이 동맥경화에 걸려 있었을 가능성이 크다는 결과가 나왔다.

물론 4000년 전이므로 편의점이나 패스트푸드점이 있었을 리 없다. 그럼에도 고대 이집트의 파라오는 현대인과 비슷한 음식을 먹을 수 있는 환경에 있었다. 기원전 1만 년경에 고대 오리엔트에서 야생종이 발견되었다고 하는 대맥(볏과의 두해살이풀-옮긴이)이나 소맥을 사용한 음식은 빵이다. 이집트에서는 고왕국시대(기원전 2686~기원전 2185년경)에 20종, 중왕국시대(기원전 2040~기원전 1785년경), 신왕국시대(기원전 1570~기원전 1070년경)에는 40여 종 이상의 빵을 먹을 수 있었다고 한다. 서민의 빵은 대맥으로 만들었지만, 신에게 바치는 빵은 부풀리기 위한 글루텐이 들어 있는 소맥을 이용했다고 한다.

빵과 함께 맥주도 마셨다. 고왕국시대에는 네 종류의 맥주가 있었고, 신왕국시대에는 수입 맥주도 있었다고 한다. 고기도 풍족했다. 이집트에는 거위나 소, 양 등 다양한 고기가 있었는데, 그 고기를 먹을 수 있는 사람은 파라오나 일부 귀족뿐이었다. 또한 이집트에서는 와인도 만들었기 때문에 포도도 많이 먹었다. 일반 서민은 아닐지라도 파라오나 일부 귀족들은 현대인처럼 당질이나 지질脂質이 높은 식사를 평소에도 즐기고 있었다는 사실을 알 수 있다.

한편 고대 페루인은 감자나 옥수수를 먹었다고 한다. 감자 재배에 대한 기록은 유서가 깊다. 페루 남부의 해발 약 4000미터에 있는 티티카카 호수 주변에서 대략 기원전 7000년에 야생종이 채집되었고, 기원전 4000~2000년에 이를 재배해 먹었다. 고산지대에 맞게, 그리고 더 먹을 수 있는 양이 많도록 품종개량을 거듭한 결과, 감자의 종류는 약 7000종이 있었다고 한다.

멕시코가 원산지인 야생종이었던 옥수수는 기원전 5000년경까지 대량으로 재배되었다. 페루 북부 해안가에 살았던 고대인들은 수확한 옥수수를 굽거나 팝콘으로 만들어 먹었던 것 같다. 그러한 증거가 최근 페루의 파레도네스, 와카 프리에타 같은 고대 유적에서 발견되었다. 하지만 일반 서민은 감자나 옥수수를 좀처럼 먹기 힘들었고, 신분이 높은 사람들이 즐겨 먹었던 것으로 추측된다.

동맥경화가 발병한 미라와 연령에는 비례관계가 있었다. 즉 고령일수록 동맥경화에 걸리기 쉽다는 뜻이다. 하지만 사망한 미라의 평균수명은 43세로 요즘으로 치면 그다지 고령이 아니다. 노화 때문에 혈관이 엉망진창이 되는 나이도 아니다. 그렇다면 원인은 도대체 무엇이었을까?

당시의 자료를 바탕으로 추측할 수 있는 한 가지 원인은 만성염증이다. 고대 이집트의 파라오나 일부 귀족은 현대와 별 다를 바 없는 고당질, 고지질 식사를 했으며, 페루인 역시 고당질인 감자나 옥수수를 먹었다. 다른 지역에서는 4000년 전부터 요리에 불을 사용한 것으로 밝혀졌다. 푸에블로인이나 알류트인처럼 수렵으로 생계를 꾸려가던 일부 지역의 사람들은 거주지의 환기 시설이 좋지 않아 조리 시 발생하는 연기를 일상적으로 마셨을 가능성이 높다. 연기를 마셔서 만성염증이 생기고 동맥경화가 발생한 것이 아닐까 추측한다. 또한 감염에 의한 만성염증도 관련이 있을지 모른다. 어찌 되었든 이처럼 만성염증은 먼 옛날부터 인류를 괴롭혀왔다.


## 인간은 염증에 시달릴 수밖에 없도록 진화했다

동맥경화는 뇌졸중이나 심근경색증, 심부전 등 심장이나 혈관과 연관된 병을 일으킨다. 그리고 동맥경화는 당뇨병, 이상지혈증이나 고혈압과 같은 합병증으로 인해 더욱 악화된다. 그럼에도 불구하고 동맥경화를 앓는 환자의 약 15퍼센트는 위험인자risk factor*를 보유하고 있지 않아 다른 원인이 있는 것으로 추측되었다.

쓰쿠바대학교 의과대학의 가와니시 구니오川西國男가 이끄는 연구팀이 이러한 의문에 답했다. 그들은 인간과 침팬지의 유전자를 비교해서 동맥경화에 걸리는 원인을 조사했다. 신기하게도 침팬지는 인간보다 혈청의 콜레스테롤 수치나 중성지방 수치, 혈압이 높은데도 동맥경화를 앓는 경우가 적고, 오히려 심장의 섬유화로 사망하는 경우가 많다는 사실을 알 수 있었다. 그래서 연구팀은 인간과 침팬지의 차이점 중 하나인 'CMAH CMP-Neu5Ac Hydroxylase'에 주목했다. CMAH는 인간 이외의 모든 포유류가 가진 효소로 200~300만 년 전, 대형 유인원에서 인간으로 진화하는 과정에서 그 유전자의 기능을 상실했다고 한다.

사실 CMAH를 낳는 유전자를 지니고 있으면 출생 후 바로

---

* '리스크 팩터'라고도 하며, 병의 발생이나 진행의 원인이 되는 요소를 말한다.

뇌의 성장이 멈추는데, CMAH를 낳는 유전자가 없으면 출생후에도 한참 동안 뇌가 계속해서 성장한다는 사실이 밝혀졌다. CMAH 유전자의 결실은 인간이 뇌를 더 발달시키기 위해 진화의 과정에서 선택한 흔적의 하나로 보인다.

그래서 연구에서는 CMAH의 유전자를 지니지 않은 쥐와 LDL콜레스테롤이 유전적으로 높아지는 쥐를 교배시키고 고지방 식단으로 사육했다. 그리고 CMAH 유전자를 지니고 있는 쥐와 비교해보기로 했다. 그러자 CMAH 유전자를 지니지 않은, 즉 인간과 같은 유전자 상태의 쥐는 CMAH의 유전자를 지니고 있는 쥐에 비해 만성염증이 두드러지고, 동맥경화의 병변(질병으로 일어나는 신체적 변화-옮긴이)이 CMAH 유전자를 지닌 쥐에 비해 1.9배나 넓었다고 한다. 이러한 사실에서 우리의 조상은 뇌의 진화를 우선시하기 위해 혈관에 만성염증을 일으키는 형질을 선택해버렸는지도 모른다. 그렇다면 자손인 우리는 지혜를 모아 염증에서 벗어나는 방법을 찾아야 하지 않을까?

# 비만은 염증에 염증이 거듭된 결과다

지방은 단순한 기름덩어리가 아니라 지방세포라는 세포 모임으로 구성된 장기다. 음식물에서 섭취한 당이나 지질을 우리는 일상활동의 에너지로 활용하는데, 지방세포는 남은 에너지를 중성지방이라는 기름방울로 주머니에 저장한다. 이렇게 해서 지방세포의 기름방울에 중성지방이 충분히 모이면 지방세포는 '렙틴 leptin *'이라는 신호전달물질을 방출한다. 렙틴은 에너지가 충분히 쌓여 있다는 사실을 뇌의 중심에 있는 시상하부의 신경세포에 전달한다. 그러면 뇌는 '먹지 않아도 된다'고 지령을 내리는 것이다. 이렇게 해서 우리는 식욕을 조절한다.

보통의 건강한 사람이라면 지방세포에 에너지가 충분히 쌓이면 렙틴이 나와 식욕을 억제할 수 있을 것이다. 그러나 많은 사람이 식욕을 억제하지 못하고 에너지를 계속 섭취해서 지방세포가 비대해진다. 왜 렙틴의 메시지가 뇌의 하수체에 있는 신경세포에 도달하지 않는 것일까? 그 이유는 확실히 밝혀지지 않았

---

*   인슐린에 의해 자극을 받아 식욕 억제와 에너지 대사 조절에 관여하는 호르몬.

다. 하지만 만성염증이 렙틴 저항성과 연관이 있을 가능성이 거론되고 있다. 이로 미루어볼 때 비만은 만성염증 상태이며, 몸이 비만 상태가 되는 것은 염증에 염증을 한층 더 거듭한 것이라는 사실을 알 수 있다.

## 뚱뚱해지면 청력이 약해질까?

지방세포에 의해 염증이 심해짐으로써 청력이 약해진다는 사실이 연구에 의해 밝혀지고 있다. 비만이 청력 저하로 이어지는 것은 주로 두 가지 원리 때문이다. 하나는 동맥경화다. 동맥경화가 진행되면 내이동맥*이 좁아지거나 막혀서 내이의 청각기관인 달팽이관**으로의 혈류량이 감소한다. 이로 인해 청력이 저하된다. 또 하나는 염증이다. 비만으로 인해 염증이 심해지면 청각세포가 손상을 입음으로써 청력이 저하되는 것이다. 비만으로

---

\* 　청각과 평행감각과 연관이 있는 기관인 '내이'에 있는 동맥을 말한다.

\*\* 　청각을 관장하는 감각기관을 말한다.

인해 청력이 저하된다는 사실은 아직 가설 단계에 있지만, 점점 그 인과관계가 밝혀지고 있다.

일본의 국립국제의료연구센터 임상연구센터 역학예방연구부의 후 후안후안胡歡歡 등이 국내 12개 기업에 근무하는 약 5만 명의 회사원을 8년간 추적조사한 연구에서는 비만과 청력 저하는 연관이 있는 것으로 밝혀졌다. 이 연구는 2008~2011년 사내 종합검진에서 청력이 정상이었던 20~64세의 회사원 4만 8549명을 대상으로 비만 정도에 따라 세 그룹으로 나누어 추적조사를 실시했다. 그 결과, 비만이 있는 사람은 청력이 저하할 우려가 높다는 사실을 알 수 있었다. 비만이 없는 사람(BMI 25kg/㎡ 미만)과 비교한 저음역(1000헤르츠)의 청력 저하 위험은 BMI[*]가 25kg/㎡ 이상 30kg/㎡ 미만의 비만자 사이에서는 1.21배, BMI가 30kg/㎡ 이상인 비만자 사이에서는 1.66배였다. 저음역만큼 연관성이 크진 않았지만, 고음역(4000헤르츠)도 거의 비슷한 결과가 나왔다. 비만 상태가 이어지면 특히 저음이 들리지 않을 확률

---

[*]  'Body Mass Index'의 약자. '체질량지수'라고도 한다. 벨기에의 수학자이자 통계학자인 아돌프 케틀러가 고안했다. 계산식은 체중(kg)÷키의 제곱(㎡)으로 일본비만학회의 기준에 따르면 BMI 25 이상을 비만으로 보고 있다.

왜 어떤 사람은 늙어 보이고, 어떤 사람은 젊어 보일까?

이 높아진다는 뜻이다.

　나아가 연구에서는 대상자를 비만(BMI 25kg/$m^2$ 이상)과 대사이상 유무에 따라 네 그룹으로 나누어 청력의 저하가 어떤 상태로 일어나는지를 분석했다. 그룹을 나누기 위한 대사이상의 기준은 다음 네 가지다. 이 중에서 두 개 이상에 해당하는 경우를 대사이상으로 본다.


1. 수축기 혈압 130밀리미터 이상 혹은 확장기 혈압 85밀리미터 이상 또는 고혈압 치료 중

2. 공복 시 혈당치 100mg/dL 이상 혹은 당뇨병 치료 중

3. 중성지방이 150mg/dL 이상 혹은 이상지혈증 치료 중

4. HDL콜레스테롤(HDL-C)[*] 수치가 남성은 40mg/dL 미만, 여성은 50mg /dL 미만


　건강하고 비만이 없는 사람과 비교하면 저음역대의 청력이

_____

[*]　혈중의 여분의 콜레스테롤을 간에 운반하는 역할을 한다. 이른바 선옥善玉(몸에 필요한 역할을 하는) 콜레스테롤이다.

떨어질 우려는 대사이상을 동반한 건강하지 않은 비만자의 경우 1.48배, 대사이상이 없는 비만자의 경우 1.27배, 대사이상을 동반한 비만하지 않은 사람의 경우 1.19배였다. 이처럼 비만과 더불어 대사이상이 있으면 청력이 더 떨어질 수 있다는 사실이 데이터로 밝혀졌다.

## 망막에 염증이 생기면 실명으로 이어질 수 있다

일본에서 '중도 실명(선천적으로 실명한 게 아니라 사고나 질병으로 실명한 경우-옮긴이)'의 가장 큰 원인이 되는 질환은 예전에는 당뇨병망막병증이었다.[3] 하지만 당뇨병의 약물치료나 건강진단 시스템이 발전하여 당뇨병망막병증의 조기 발견과 조기 치료가 늘었다. 그래서 2005년 이후로는 녹내장이 중도 실명의 가장 큰 원인이 되고 있다. 국민의 열 명 중 한 명이 녹내장의 우려가 있다고 한다. 하지만 녹내장은 당뇨병망막병증처럼 조기에 발견할 수 있는 체제가 갖춰져 있지 않다.

녹내장은 시신경에 장애가 일어나서 시야가 좁아지는 병으로,

**표4** **눈의 구조**

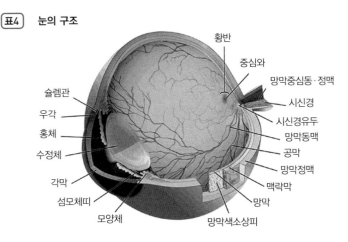

황반
중심와
망막중심동·정맥
슐렘관
시신경
우각
시신경유두
홍체
망막동맥
수정체
공막
망막정맥
각막
맥락막
섬모체띠
망막
모양체
망막색소상피

©공익단체법인 일본안과학회

지금까지는 고혈압이나 유전적 요인이 주된 발병 원인으로 여겨졌다. 하지만 최근 연구에서는 '뇌의 면역세포'라 불리는 마이크로글리아microglia<sup>*</sup>가 녹내장에 영향을 주고 있다는 사실이 밝혀졌다. 마이크로글리아란 뇌척수 안에 있는 면역세포로, 신경세포를 지지하는 역할을 한다. 신경세포가 변성하면 마이크로글리

---

\* 뇌의 면역세포. 신경세포 뉴런에 이상이 일어나면 회복하거나 죽은 뉴런을 먹어치운다. 뇌에 들어온 종양세포나 세균을 죽이기 위해 사이토카인을 방출한다.

아가 활성화해서 사이토카인을 방출하고 변성세포를 제거하는 행동을 취한다. 실제로 녹내장의 경우 망막(신경절세포)[*]에 염증이 일어난다는 사실이 밝혀졌다. 염증을 일으키는 마이크로글리아가 시신경에 해를 끼치고 있는 것은 아닐까 추측한다.

## 50대에 발병하는 황반변성은 혈관병

최근 중도 실명의 원인이 되는 질환으로 연령관련 황반변성 age-related macular degeneration [**]이 증가하고 있다. 연령관련 황반변성이란 시력이나 색에 대한 감각을 맡고 있는 망막의 황반이 변성해버리는 질병이다. 망막의 바깥쪽에는 맥락막이라는 혈관이 모여 있는 층이 있다. 그 안쪽에 감각신경망막과 망막색소상피가 있고 망막혈관으로부터의 이물질 침입을 막아주는 역할을 하

---

[*]  시신경 끝이 모인 곳. 안구를 카메라에 비유하면 망막은 안저fundus에 퍼져 있는 필름에 해당한다.

[**]  '황반'이란 망막의 중심부에 있는 노란 색소 부분을 말한다. 시야에서 가장 해상도가 좋은 부분이다. 이 황반이 나이가 들면서 변성하는 질병이 연령관련 황반변성이다. 삼출형과 위축형이 있는데 동양인 중에는 혈관이 망막에 새롭게 만들어지는 삼출형이 많다.

고 있다. 망막색소상피의 기능이 저하되면 거기에 침착물deposit이 쌓인다. 그 침착물을 제거하려고 면역세포가 활동하는 것이다. 염증에 의해 망막과 혈관을 나누고 있는 망막색소상피가 약해지면 망막이 저산소 상태가 되어 신생혈관*이 늘어난다. 신생혈관은 약한 것이 많아서 터지거나 혈액이 새면서 황반변성이더 심해진다.

연령관련 황반변성은 두 가지 유형으로 나뉜다. 서양인 같은 경우 연령관련 황반변성에 걸리면 망막색소상피가 얇아지는데, 그 아래에 혈관의 층이 있어서 혈관이 위축된다. 어떻게 보면 바깥쪽 망막의 반이 줄어드는 것이다. 동양인의 경우에는 새로 생긴 혈관에서 물이 새어 나오는 경우가 많다. 혈관에서 물이 새어 나오면 망막이 붓거나 망막 아래 혈액이 모이게 된다. 이렇게 되면 망막의 기능은 더 손상을 입어 시력이 떨어지는 것이다. 이것이 연령관련 황반변성의 유형이다.

---

* 혈관의 움직임이 둔해지면 그것을 보충하기 위해 새롭게 생기는 혈관을 말한다. 불완전하고 약한 것이 특징이다.

# 근시 환자가 전 세계적으로 늘고 있다

근시는 주로 20대 초반까지 많이 보이는 질환이다. 눈에 들어온 빛은 카메라의 필름 같은 존재인 망막에서 상이 맺혀 사물을 정확히 볼 수 있다. 하지만 안축장(안구의 길이), 즉 검은자위(각막)부터 필름(망막)까지의 거리가 늘어나거나 렌즈(수정체)의 두께를 조절하는 기능이 제대로 작동하지 않으면 망막에 형상을 잘 만들지 못한다. 이것을 '근시'라고 한다.

근시는 크게 두 가지로 나누어 '축성 근시'와 '굴절성 근시'가 있다. 축성 근시란 안축장이 정상보다 길어져서 굴절에 이상이 일어나 초점이 맞지 않는 유형을 말한다. 어렸을 때는 몸의 성장과 함께 안구가 크게 늘어나기 때문에 근시가 진행되지만, 대부분의 사람은 성장이 일단락되는 20대 초반으로 갈수록 근시의 진행이 더뎌진다. 하지만 최근에는 20대를 지나도 안구가 계속 늘어나서 근시가 진행되는 사람도 있다.

일본 문부과학성이 2018년에 실시한 〈2018년도 학교보건 통계조사〉에 따르면 맨눈시력 naked vision (안경이나 콘택트렌즈 등을 사용하지 않고 측정한 시력-옮긴이)이 1.0 미만인 사람의 비율은 유치원에서 26.68퍼센트, 초등학교에서 34.10퍼센트, 중학교에서 56.04퍼센트, 고등학교에서 67.23퍼센트라는 결과가 나왔다. 유치원, 초등학교, 고등학교 모두 2017년도보다 증가했다. 그중에서도 고도 근시가 되기 쉬운 축성 근시 아동도 증가하고 있다. 근시가 증가하는 경향은 어린이뿐만 아니라 성인도 마찬가지다.

전 세계적으로도 근시 인구가 계속 늘고 있어서 큰 문제가 되고 있다. 2016년에 호주 브라이언홀든안과연구소 및 뉴사우스웨일스대학교에서 실시한 근시 인구의 추이에 관한 연구 결과에 따르면 2000년에는 세계 근시 인구가 14억 6000만 명, 고도 근시 인구가 1억 6300만 명이었다. 그리고 같은 조사의 예측으로는 2050년까지 근시 인구가 47억 5800만 명, 고도 근시 인구가 9억 3800만 명까지 증가할 것으로 보인다. 나아가 열 명 중 한 명이 실명의 위험을 안고 있다는 예측까지 나오고 있다.

아일랜드의 어린이대학병원의 조사에 따르면 고도 근시인 사람은 근시가 아닌 사람에 비해 녹내장 발병률이 3.3배, 망막박리*가 21.5배, 근시성 황반변성이 40.6배 높았고, 실명의 위험 또

---

* 안구 안쪽에 있는 망막이 벗겨져서 시력이 떨어지는 병.

한 높다고 한다.

왜 이렇게까지 근시가 늘고 있는 것일까? 그 이유가 최근 조금씩 확실해지고 있다. 호주국립대학교의 이언 모건Ian Morgan 교수 팀은 2012년에 영국의 의학 학술지 〈랜싯The Lancet〉에서 동아시아와 동남아시아의 어린이들 사이에서 근시가 많이 나타나는 이유는 공부나 컴퓨터게임을 너무 많이 하거나 유전적인 요인 때문이 아니라 햇빛을 쬐는 시간이 짧기 때문이라고 결론 지은 논문을 발표했다. 햇빛을 쬐면 뇌 속 화학물질인 도파민이 분비되는데, 이 도파민에 의해 안축장이 길어지는 것이 억제된다고 한다. 다만 이 연구의 대상은 어린이였다. 성인은 장시간 자외선에 노출되는 일이 별로 없기 때문에 햇빛을 쬐는 것이 성인의 근시 진행 억제에 얼마나 효과가 있는지는 알기 힘들다.

축성 근시는 진행됨에 따라서 각종 합병증을 동반할 수도 있다. 최악의 경우에는 망막열공이나 망막박리 등이 나타날 수도 있다. 자신의 안축장이 지난번 건강검진 때보다 얼마나 늘어났는지, 혹은 늘지 않았는지 몇 년간 변화를 지켜보는 것이 중요하다.

## 질병에 이르고 있는 상태에 주목하라

많은 사람이 자신의 몸 상태가 건강한지, 건강하지 않은지를 이분법적으로만 판단하는 경향이 있다. 하지만 건강한 상태와 건강하지 않은 상태 사이에는 큰 차이가 있다. 서서히 몸의 기능이 저하되어 점차 정지되는, 그야말로 몸이 썩어가는 상태가 건강하고 건강하지 않은 상태 사이에 놓여 있다. 자신의 몸 상태를 올바르게 파악하지 않고, 식생활을 비롯한 잘못된 생활습관을 바꾸지 않은 채 썩는 것을 그대로 방치하면, 기다리는 것은 죽음뿐이다. 하지만 정기적인 검진으로 몸 상태를 파악하고, 식생활이나 일상생활을 바꿈으로써 건강한 상태를 회복할 수 있다. 그렇기 때문에 건강한 상태에서 질병에 이르는 이행 상태를 스스로 자각할 수 있어야 한다. 그것이야말로 인생 100세 시대를 살아가는 데 필요한 자세다.

자신의 몸의 이행 상태를 파악하는 개념 중에 '프레일frail'이라는 말이 있다. '프레일'이란 노인의학 분야의 학술용어다. 허약하고 노쇠함 또는 쇠약함을 의미하는 '프레일티frailty'의 일본어 번역으로 2014년에 일본노인의학회가 제창한 말이다. 일반적으로 노약하고 노쇠했다고 하면 '나이 먹음에 따라 불가항력으로 늙고 쇠약해지는 상태'라는 이미지가 있다. 하지만 프레일에 이르기 전인 프리프레일 pre-frail 에는 정기검진으로 몸 상태를 알고, 적절한 대처를 하면 건강한 상태로 돌아올 수 있다는 가역성의 의미도 있다. 자신의 프리프레일 상태나 그 징후를 알아둠으로써 몸이 건강하지 않은 상태를 예측하고 스스로 그에 대처할 수 있는 것이다.

특히 프리프레일의 사고방식이 필요한 곳이 눈이다. 시각은 외부의 정보를 얻는 주요한 수단이며 시각에 문제가 생기면 일상생활이나 사회생활에 큰 제약을 받기 때문이다. 그렇기 때문에 자각 증상이 나타난 다음에 대처하는 것이 아니라 그 전부터 대책을 세워둘 필요가 있다. 프리프레일 상태나 징후를 아는 것이 중요하지만, 사람들에게 그것을 일깨워주는 일은 쉽지 않다. 왜냐하면 눈이 보인다는 것이 너무나 당연해서 눈이 보이지 않는 불편함이나 부담에 대해 잘 상상하지 못하기 때문이다. 예를 들면, 후생노동성백서에는 〈건강증진에 관한 기본적인 방향〉의 주요 항목으로 암, 순환기질환, 당뇨병, COPD (만성폐쇄폐질환), 이렇게 네 가지 생활습관병과 정신건강을 들고 있으며, 나아가

구강 관리와 운동기능저하증후군 locomotive syndrome 도 언급하고
있는데, 시각에 관한 설명은 없다.

일본안과학회의 조사에 따르면 안과적인 문제를 안고 있는
사람은 40세 이상인 사람 중 2.2퍼센트, 75세 이상인 사람 중에
서는 4.3퍼센트를 넘는다. 눈 상태가 나빠지고 있음에도 불구하
고 방치하는 상태를 개선하고자 일본안과학회에서 여는 일본안
과계발회의에서는 '아이프레일 eye frail'을 다루고 있다. 앞으로는
아이프레일이 악화되지 않도록 정기검진을 통해 스스로 눈의 건
강 상태를 파악하고, 상황에 맞춰 올바른 치료를 하거나 식사나
운동 등 생활습관을 바꿀 필요가 있다. 이것이 더 이상 눈의 증
상이 악화되지 않기 위해 실천해야 할 핵심이다.

## 눈의 질병은 아주 조용히 악화된다

자신의 아이프레일 상태를 정기적으로 진단하고 파악할 필요
가 있다는 것을 보여주는 자료가 또 하나 있다. 방문간호로 재
택의료 서비스를 받고 있는 프레일 단계의 고령자 중 60퍼센

트가 안과적인 문제를 안고 있다는 네덜란드의 자료가 그것이다.[4] 이 자료는 특수 훈련을 받은 방문간호사가 'VISION2020 Netherlands'라는 스크리너를 활용해서 평균연령 80세인 151명의 재택환자의 눈을 스크리닝하는 것에서 시작되었다. 이 자료를 통해 다음과 같은 사실을 알 수 있다.

- 한쪽 눈의 원거리 시력이 0.3 이하인 환자의 비율은 20.5퍼센트, 양쪽 눈의 경우는 19.9퍼센트였다.

- 한쪽 눈의 근거리 시력이 0.4 이하인 환자의 비율은 17.7퍼센트, 양쪽 눈의 경우 33.3퍼센트였다.

- 황반의 기능장애는 한쪽 눈이 11.4퍼센트, 양쪽 눈이 7.9퍼센트였다.

- 진료소 의사의 안과 검진을 제안받은 환자는 21.5퍼센트이고, 진료소 의사 혹은 안과의가 눈에 문제가 있다는 걸 이미 인식하고 있었던 비율은 40퍼센트나 되었다.

- 건강 문제는 충분히 인식하고 있었지만(골절 8.6퍼센트, 우울증 22퍼센트, 불안증 18퍼센트), 실제 시력 저하와 환자 자신이 보고한 건강 상태 사이에 의미 있는 연관성은 없었다.

이러한 자료를 통해 재택의료 서비스를 받고 있는 프레일에 해당하는 고령자는 60퍼센트가 안과적인 문제를 갖고 있다는 사실을 알 수 있었다. 프레일이 악화되면 아이프레일도 동시에 악화된다. 그리고 자각 증상 없이 눈의 질병은 조용히 악화된다.

시각의 기능이 약해지면 일상생활에 큰 지장을 초래해서 프레일 상태는 더 악화된다. 정기적으로 건강검진을 받아서 조기에 아이프레일 상태를 발견하고, 올바른 치료를 받아 생활습관을 개선하여 시각을 건강한 상태로 유지해야 한다. 이것은 자신의 프리프레일 상태를 개선하는 것과도 큰 연관이 있다.

## 몸속에서 생긴 염증은 얼굴에 드러난다

자, 그럼 이쯤에서 처음의 의문으로 되돌아가자.

'도대체 왜 동갑인데 노화의 속도가 다른 걸까?'

'무엇이 한쪽은 늙게 만들고 다른 한쪽은 젊게 만드는 것일까?'

지금까지 이 책을 읽은 독자는 이미 그 답을 알고 있을 것이다. 면역세포가 지나치게 활동해서 염증 현상을 일으키는 것이 노화의 원인 중 하나라는 사실을 말이다. 동갑인데 다른 사람보다 더 늙어 보이는 사람은 몸 안에서 만성염증이 일어나고 있다고 볼 수 있다.

내부에서 조용히 진행되는 만성염증을 정말 주의해야 한다. 몸의 기능이 저하되고 있다는 사실을 깨닫지 못한다는 것이 만성염증의 무서운 점이다. 그 모습은 실로 몸이 썩어가는 상태 그 자체다. 썩는 것을 방치하지 않으려면 스스로 염증의 유무를 깨달을 수 있어야 한다.

사실 우리 몸에서 만성적인 염증이 생기는 것을 보고 느낄 수 있는 곳이 있다. 다름 아닌 우리의 입이다. 양치질하다가 잇몸에서 피가 나온 적이 있는 사람이 많을 것이다. 그것이 바로 만성염증이다. 피가 되어 흐르는 액체 안에는 세균과 싸운 면역세포의 사체가 가득하다. 그리고 그 면역세포가 방출한 사이토카인은 혈관을 통해 온몸에 퍼진다. 그렇게 몸 전체가 염증 상태가 되어가는 것이다. 이 과정을 2부에서 더 자세하게 설명하겠다.

# 잠을 못 자면 살이 찌기 쉽다?

## 흐트러진 생활 리듬은 비만으로 가는 지름길

만성적인 염증을 일으키는 비만의 원인 중 하나는 지방세포가 내는 렙틴의 활동 저하 때문이다. 하지만 생활 리듬이 흐트러지는 것 또한 비만의 원인이 된다는 사실이 밝혀졌다. 예전에는 수면 시간을 확보할 수 있으면 어느 시간대에 자더라도 컨디션이 좋다고 믿었다. 그러나 시간생물학chronobiology (시간과 생명현상의 관계를 연구하는 학문-옮긴이)이라는 개념이 등장하자 이러한 사고방식은 크게 달라졌다.

예를 들면 취침하는 시간대가 흐트러지면 숙면을 취할 수 없거나, 지방 대사가 잘 이뤄지지 않아 에너지를 쌓아두게 된다는 사실이 밝혀졌다. 체내시계 유전자가 만드는 단백질인

BMAL1 Brain and Muscle Arnt-1 like protein 실험에 의하면 이 물질이 가장 늘어나는 시간대는 새벽 2시라고 한다. 이때부터 서서히 떨어져서 아침 10시에는 20퍼센트 정도가 남는데, 14시가 되면 거의 남아 있지 않게 된다. 그리고 14시부터 서서히 올라서 22시에는 40퍼센트 정도가 되고 새벽 2시경까지 급격히 상승해간다.

이 물질은 몸 안에 중성지방을 축적하라는 메시지를 전달한다. 그 때문에 저녁 식사 시간이 늦어질수록 지방세포가 에너지를 쌓아두려 하고 결국 살이 찌게 되는 것이다. 22시 이후에 저녁을 먹고 밤늦게까지 깨어 있는 사람과 20시 정도까지 저녁 식사를 마치고 0시 이전에 잠드는 사람은 같은 음식을 먹어도 살찌는 정도가 다르다.

## 어긋난 체내시계와 생활시간을 바로잡아라

일본 후생노동성 조사에 따르면 수면의 질이 나쁘면 생활습관병 life style disease 에 걸릴 위험이 높아질 뿐만 아니라 이미 생활습관병을 앓고 있는 경우에는 그 증상이 악화된다는 사실을 알 수 있다. 수면의 질이 나빠지는 데는 주로 두 가지 요인이 영향을 미치는데, 하나는 수면습관이다. 장시간 노동으로 수면이 부족해지거나, 교대근무나 야간 생활로 인해 수면의 질이 나빠지는 경우다. 또 하나는 수면장애다. 수면무호흡증후군이 있거나 수면과 각성의 리듬에 장애가 일어나는 경우다. 이 두 가지 요인을 각각 살펴보자.

우선 수면습관이 문제인 경우에 대해 알아보자. 일본 후생노동성이 조사한 2006년 〈근로자의 수면 시간 국제비교〉에서는 일본 여성의 수면 시간은 7시간 33분, 남성은 7시간 52분이라는 결과가 나왔다. 프랑스나 영국, 독일과 같은 나라에서는 모두 수면 시간이 8시간을 넘었다. 일본 여성은 가사 노동이나 육아의 부담이 크기 때문에 남성보다 수면 시간이 짧고, 평일이나 주말을 가리지 않고 만성적인 수면 부족에 빠져 있다.

수면 부족은 앞에서 언급한 대로 체내 호르몬 분비와 자율신경계에 큰 영향을 미친다. 예를 들면, 건강한 사람이라도 단 이틀간 하루 네 시간씩 수면하는 것만으로도 호르몬의 균형이 깨져서 자율신경에 나쁜 영향을 미칠 수 있다는 사실이 후생노동성의 조사에서 밝혀졌다. 특히 만성 수면 부족 상태에 있는 사람은 당뇨병이나 심근경색증, 협심증 등의 관상동맥질환과 같은 생활습관병에 걸리기 쉽다. 또한 교대근무를 하는 사람이나 야간에 생활을 지속하는 사람 등 체내시계와 생활시간이 어긋난 사람은 앞에서 말한 바와 같이 비만해지기 쉬운 경향이 있다.

수면의 질을 망가뜨리는 또 한 가지 요인인 수면장애로는 수면무호흡증후군이나 불면증이 있다. 생활습관병 환자 중에 이러한 수면장애를 가진 사람이 많다는 사실을 알 수 있다. 수면무호흡증후군을 앓고 있는 경우, 수면 중 호흡 정지로 인해 저산소증과 교감신경의 긴장(혈관 수축), 산화스트레스나 염증, 대사이상(렙틴 저항성, 인슐린 저항성) 등의 생활습관병이 걸릴 조건이 갖춰진다. 그 결과 수면무호흡증후군을 앓은 지 5~10년이 지나면 고혈압을 비롯해 심부전, 허혈심장병, 뇌혈관질환 등에 걸리기 쉽다.

한편 만성 수면 부족에 걸리면 교감신경의 긴장, 당질부신피질호르몬(혈당을 상승시킨다)의 과다 분비, 수면 시간 단축, 우울증에 의한 활동성 저하 등 많은 생활습관병을 앓을 위험을 떠안게 된다. 입면 장애나 중도 각성, 조조 각성 등 불면 증상이 있는 사람은 양질의 수면을 취하는 사람에 비해 당뇨병에 걸릴 위험이 1.5~2배 높다고 한다. 자신의 수면 상태를 잘 확인해서 양질의 수면을 취할 수 있으면 좋겠다.

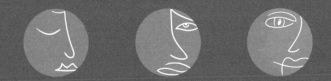

## 2부

# 노화를 막으려면
# 입속 세균을 잡아라

# 4장

# 모든 것은
# 입안의 작은 불에서 시작된다

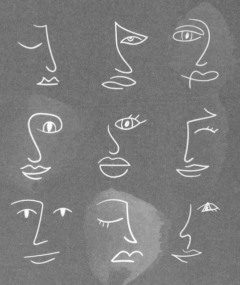

## 큰불도 작은 불씨에서부터 시작된다

그을린 듯한 염증이 몸 안에 일어난다. 그리고 그 염증으로 인해 혈관과 세포 등 몸을 지탱하고 있는 조직이 서서히 파괴되어 간다. 2부에서는 어떻게 그을린 듯한 염증이 전신으로 퍼져가는지를 알아보고자 한다.

어렸을 때 부모님으로부터 양치질을 제대로 해야 한다는 말을 수없이 들었을 것이다. 왜 양치질이 그렇게 중요할까? 세균의 종류와 상관없이 치아에 오물이 붙어 있는 것만으로 염증이 생기기 때문이다. 매일 어떻게 관리하느냐에 따라 입안의 상태는 달라진다. 또한 나이가 들수록 치주병은 악화되기 쉽다.

치주병에는 치은염과 치주염 두 가지가 있다. 치은염은 치아 표면에 부착된 세균이 원인이 되어 잇몸에 염증이 생기는 상태다. 치아와 치아 사이의 잇몸 끝이 둥글게 부풀어 오르거나 벌겋게 부으면 치은염일 가능성이 높다. 심지어 가볍게 치아를 닦는 것만으로 잇몸에서 피가 날 때도 있다. 플라크(치석)는 염증을 불러일으키는 세균의 온상이기 때문에 치은염 단계는 양치질로 플라크를 제거하면 개선되기도 한다.

치은염이 심해지면 치주염으로 발전한다. 치주염은 치조골[*]의 파괴와 흡수에 따라 경증, 중간, 중증으로 나뉘는데, 염증이 심해지면 잇몸은 적자색으로 변색되고 고름이 나오기도 한다. 고름은 면역세포의 사체다.

큰 화재도 처음에는 작은 불에서 시작된다. 아무도 눈치채지 못하는 곳에서 작은 불이 붙고 조용히 퍼져서 이윽고 걷잡을 수 없는 불꽃으로 변해간다. 때를 놓쳐 진압이 어려운 큰불이 되는 일도 많다. 큰불이 될지 말지는 누군가가 작은 불을 조기에 발견해서 끌 수 있는가에 달려 있다. 몸의 염증도 마찬가지다. 몸의 면역 기능으로 좀 더 빨리 적절한 대처를 할 수 있으면 작은 불일 때 멈춰서 전신에 미치는 영향은 적다. 반면에 진압이 늦어지면 염증은 서서히 퍼져서 온몸을 감싸게 되고 차츰 몸은 썩어들어가게 된다.

그렇다면 불씨를 일찍 발견하기 위해서는 어떻게 해야 할까? 불이 나기 쉬운 곳을 미리 점검해야 한다. 가정에서 불을 예방하려면 주방이나 난방기구 주변에 주의를 기울여 불단속을 하지

----

[*] 치아를 지탱하는 뼈를 말한다.

않는가? 이와 마찬가지로 몸에서 불이 일어나기 쉬운 곳을 평소에 주시해야 한다. 불이 일어나기 쉬운 곳 중 하나가 바로 입이다.

## 내 몸을 지키는 세균, 내 몸을 해치는 세균

인간의 몸속에는 다수의 상재균이 존재하는 곳이 몇 군데 있다. 장, 피부 그리고 입이다. 장 속에는 몸에 필요한 역할을 하는 선옥균, 유해한 역할을 하는 악옥균, 상황에 따라 선옥균도 악옥균도 되는 해바라기균('일화견균'이라고도 한다), 이렇게 세 종류가 서로 균형을 유지하며 장내 환경을 조성하고 있다. 장 속에서 상재균이 활동하고 있는 모습을 전자현미경으로 보면 꽃밭처럼 보인다고 해서 '장내 플로라gut flora'라고 표현하는 사람도 있다. 이 장내 상재균은 현재까지 밝혀진 것만 700여 종이 넘고, 1000조 마리가 있다는 설도 있다.

장과 마찬가지로 입안에도 매우 많은 세균이 존재한다. 왜 그렇게 많은 세균이 있는 것일까? 이들의 가장 중요한 역할은 외적으로부터 감염을 예방하는 것이다. 입속에는 접촉이나 다양한 음식물을 통해 들어온 세균이 많다. 신생아 때는 구강 내 세균이 거의 존재하지 않지만, 이유식이 시작될 무렵부터는 달라진다. 예를 들면 부모가 먼저 자신이 씹어서 부드러워진 음식을 아이의 입에 넣으면 부모의 구강 내에 있던 세균도 함께 아이의 입에 들어가 그곳에 정착하게 된다. 그리고 그 후에도 우리는 살아가는 과정에서 매일 다양한 세균과 접하게 된다. 나아가 환경의 변화에 맞춰서 세균도 변화한다. 역할은 감염 방지다.

세포가 늘어나는 속도는 놀랄 만큼 빠르다. 그리고 세균의 집합체인 생물막biofilm 을 형성한다. 생물막이 생기면 증식 속도는 점점 가속된다. 생물막 안의 세균의 밀도는 구강 안쪽이 장내보다 훨씬 높다. 이는 대장의 점막보다 구강의 점막이 세균이 부착되기 더 쉽기 때문이다.

구강 내 세균의 수와 종류에는 개인차가 있다. 구강 내 세균에도 장내와 마찬가지로 선옥균, 악옥균, 해바라기균이 있는데, 악옥균을 대표하는 치주병균이 늘어남으로써 치주병이 악화된다.

최근 구강 내 세균이 여러 질병의 원인이 된다는 사실이 점차 알려지고 있다. 하지만 우리는 일상생활에서 구강 내 세균의 존재를 거의 의식하지 못한다. 구강 내 세균이 건강한 상태라면 별 문제가 없다. 그러나 일단 어긋나기 시작하면 염증이 온몸에 퍼져서 다양한 질병을 악화시키고 소리 없이 몸을 갉아먹는다. 그래서 입은 어찌 보면 만성염증이 시작되는 곳이다.

## 세균의 균형이 건강을 좌우한다

세균이 무조건 다 나쁜 것은 아니다. 오히려 상재균은 필요하다. 세균은 인간이 건강하게 살아가기 위해 빼놓을 수 없는 요소다. 다만 균형이 중요하다. 예를 들면, 장내 세균의 균형은 장내 환경과 깊은 연관이 있다. 장내 균형이 깨진 상태를 '디스바이오시스dysbiosis'*라고 하는데, 디스바이오시스 상태가 되면 설사나 변비 등의 문제를 일으키기 쉽다.

피부도 상재균 균형이 중요하다. 피부를 생기 있고 건강한 상

---

\* 장내 세균의 균형이 깨진 상태를 말한다. 최근에는 염증성 장질환, 비만, 당뇨병 등의 질병과의 연관성도 제기되고 있다.

태로 유지하는 상재균의 균형이 깨지거나 흐트러지면 피부가 거칠어지거나 아토피 등의 원인이 될 수 있다. 그리고 보호막 기능을 상실한 틈을 타 염증이 생긴다.

구강 내 세균도 마찬가지다. 모든 세균이 나쁜 영향을 주는 것은 아니다. 공기 중의 세균이나 바이러스가 입에서 들어왔을 때 감염을 방지하는 것도 구강 내 상재균의 역할이다. 상재균은 무리 지어 공존하면서 살지만, 특정 세포의 양이 늘어나면 구강 내 상재균의 균형이 깨지기도 한다.

## 충치와 치주병은 상재균의 균형을 깨뜨린다

상재균의 균형이 깨지면 구강 내에 병이 생긴다. 충치와 치주병이 구강 내에 생기는 대표적인 병이라는 것은 누구나 아는 사실이지만, 왜 충치나 치주병에 걸리는지를 제대로 이해하는 사람은 의외로 드물다. 1890년에 충치가 세균에 의한 감염증이라는 사실이 밝혀졌다. 하지만 그 후로 100년이나 지난 1970년대가 돼서야 '뮤턴스 연쇄상구균streptococcus mutans*'이 충치의 원인이라고 발표되었다.

뮤턴스 연쇄상구균은 당분을 먹이로 증식하는 세균이다. 어릴 때 부모님께 단것만 먹으면 충치가 생긴다는 말을 많이 들었을 것이다. 맞는 말이다. 뮤턴스 연쇄상구균은 '글루코실전달효소glucosyltransferase'라는 효소를 만든다. 이 효소는 당분을 '글루칸glucan'이라는 물질로 바꾸는 역할을 한다. 글루칸은 끈적끈적한 물질이라서 치아에 붙어 치석을 형성하기 쉽다. 그러면 점점 세균도 증식한다. 또한 뮤턴스 연쇄상구균은 당분을 분해하여 산을 생산한다. 치아 표면의 에나멜층은 산에 약하다. 글루칸이 붙어 있는 상태가 지속되면 에나멜층은 분해되어 녹아내리고, 이렇게 해서 충치가 생긴다.

충치는 치아 그 자체를 파괴하지만, 치아의 토대인 잇몸이나 뼈 등을 파괴하는 것은 치주병이다. 치주병은 세계적으로 가장 환자가 많은 질병 중 하나라고 한다. 2016년 일본 후생성의 조사

---

\* 산소의 유무에 상관없이 생존할 수 있는 충치균. 변화하기 쉽다는 뜻의 '뮤턴트mutant'에서 이름 붙여졌다. 절반이 어머니에게서 옮는다.

에 따르면 일본의 성인 중 치주병을 앓고 있는 사람은 약 70퍼센트, 그중 중증인 사람은 약 10퍼센트라고 한다. 입속에 있는 세균의 균형이 깨져서 생기는 치주병은 플라크가 원인이다. 하지만 대부분 양치질을 잘못해서 치석을 제거하지 못한다. 그러면 치석이 붙어 있는 치아 주변의 조직에 만성염증이 일어나서 치주병이 된다. 때로는 치아 배열이 좋지 못한 것이 치석이 붙는 원인이 되기도 한다.

## 치주병은 전신의 병으로 이어진다

입안에는 다양한 세균이 살고 있는데 치주병과 관련이 깊은 균은 다음과 같다.

1. Pg균 Porphyromonas gingivalis (포르피로모나스 진지발리스)

   만성 치주염에서 흔히 볼 수 있는 세균. 섬모를 가지고 있기 때문에 구강 내 세포에 붙기 쉽고, 치주포켓에 서식한다. Tf균이나 Td균과 함께 '레드 콤플렉스red complex[*]'라고 불린다. 2012년 아오야마 노리오青山典生 팀의 연구에 따르면 Pg균에 균혈증으로 감염됨으로써 복부 대동맥류가 악화되는 등 심혈관질환과 연관이 있다는 사실이 밝혀졌다.

2. Tf균Tannerella forsythia(타네렐라 포르시티아)

단백질을 파괴하는 유해물질을 배출한다.

3. Td균Treponema denticola(트레포네마 덴티콜라)

스피로헤타spirochaeta의 일종으로 활발하게 돌아다니는 특징이 있다. Pg균과 같이 있는 경우가 많다.

4. Aa균Aggregatibacter actinomycetemcomitans(아그레가티박터 액티노마이세템코미탄스)

백혈구에 대한 강한 독성을 가지고 있기 때문에 감염되면 악화되기

---

쉽다. 침습성 치주염<sup>*</sup>인 경우는 Aa균 감염을 의심하는 경우가 많다. 2012년 아오야마 노리오 팀의 연구에서 Aa에 의한 균혈증으로 감염되면 심근경색증이 더 악화된다는 사실이 밝혀졌다.

입속 어딘가에 산소를 필요로 하지 않는 세균이 서식하는 곳이 있다. 바로 치약이나 칫솔 광고에서 자주 듣는 '치주포켓'이라 부르는 부분으로 치아와 잇몸 사이다. 치주포켓이 깊어질수록 치주병균이 정착하는 공간도 늘어난다. 산소를 필요로 하지 않는 균에게 깊은 치주포켓은 최적의 서식지다. 여기에서 치주병균은 증식하고, 세균이 지닌 내독소에 면역세포가 과잉 반응해 염증 상태로 이어져 치주병은 계속 악화된다.

치주포켓의 깊이는 1~3밀리미터가 건강한 상태다. 치주포켓이 4밀리미터 이상 되면 치주병이 있을 확률이 높다. 일본 후생노동성이 실시한 〈2016년 치과질환실태조사〉에 따르면 4밀리미터 이상의 치주포켓을 가진 사람의 비율은 45~54세 사이에 49.5

---

\* 약년성 치주염과 급속 진행성 치주염으로 불렸다. 10~30대 사이에 급속으로 진행되는 치주염을 말한다.

퍼센트, 55~64세 사이에 53.7퍼센트로 연령이 높아질수록 증가했다. 주목해야 할 점은 25~34세의 젊은 층에서 32.4퍼센트가 4밀리미터 이상의 치주포켓을 가지고 있다는 점이다. 치주병은 더 이상 중장년층의 전유물이라고 할 수 없다.

치주병균은 치주조직을 파괴하는 무서운 균이지만, 사실 치주병균 자체의 병원성은 매우 약하다. 대장균과는 비교할 수 없을 정도다. 병원성이 약한데 왜 치아를 지탱하는 뼈가 녹는 것일까? 그것은 치주병균이 가지고 있는 내독소에 면역세포가 과잉 반응해서 사이토카인을 방출해 염증을 일으키기 때문이다. 치주병균이 안까지 침입해 염증의 범위도 넓어진다.

그러면 치주병은 어떻게 진행될까? 치주병균은 치아 주변에 부착된 플라크 속에 들어가 공기가 잘 닿지 않는 치아와 잇몸 사이를 향해 이동하고, 더 안으로 파고든다. 원래 잇몸에는 치육구라 불리는 1~2밀리미터의 틈이 존재한다. 이 틈이 염증에 의해 파괴되어 치주병균이 더 안으로 침입한다.

치주병균이 치아와 잇몸의 틈 사이에 들어가면 염증을 일으켜 발갛게 붓고 피가 나온다. 이것은 치주병균을 면역세포가 공격하고 있다는 증거다. 면역세포로부터는 사이토카인이나 단백질분해효소가 대량으로 방출된다. 그리고 치육구는 잇몸이 부음으로써 골이 깊어지는데, 이것을 '치육포켓'이라고 한다. 이 치육포켓이 산소를 필요로 하지 않는 치주병균의 요새가 되는 셈이다. 치주병균의 요새가 만들어짐으로써 구강 내 세균의 균형이 깨지고 만다. 이 단계를 '치은염'이라고 부른다. 이 단계에서는 적절한 양치질로 플라크나 치석을 제거하면 더 이상 치은염이 악화되지 않는다.

하지만 치은염을 방치하면 치아의 염증은 더 진행되어 치아를 지탱하는 치조골이 녹기 시작한다. 이것이 치주염이다. 잇몸이 근질거리거나, 염증이 심해져서 만지면 통통한 상태다. 결국 치아와 잇몸 사이의 골은 더 깊어져서 치육포켓은 '치주포켓'이라 불리는 더 깊은 골이 된다. 이 치주포켓에 치주병균이 더 많이 모인다. 치주병균을 제거하려고 면역세포도 사이토카인이나 단백질분해효소를 계속 방출한다. 치주포켓 안쪽은 염증이 심해져서 잇몸조직이 파괴되고, 혈관도 상처를 입어서 치주병균이 혈관을 통해 온몸에 퍼지고 만다. 이로써 치주병이 전신의 병으로 이어지는 것이다.

이 상태를 방치하면 염증은 점점 더 퍼진다. 잇몸은 적자색으로 변하고 치아를 둘러싸고 있던 위치에서 내려가 치아의 뿌리가 서서히 노출된다. 얼핏 치아가 길어진 것처럼 보인다. 이때 잇몸 안쪽에서는 어떤 일이 벌어지고 있을까? 치아를 지탱하는 치조골이 치주병균을 피하듯이 파골세포에 의해 흡수된다. 엑스레이로 보면 치조골의 높이가 낮아졌다는 사실을 알 수 있다. 더 진행되면 잇몸이 더 내려앉고, 고름이나 피가 나서 입 냄새가 더 심해지고, 치아가 흔들리기 시작한다. 치아가 불안정해져서 치열이 나빠지거나 충분히 음식을 씹을 수 없고, 발음이 새곤 한다. 이 정도 단계까지 오면 중증 치주염이다. 결국은 토대가 없어져서 치아가 빠지고 만다.

# 5장

입안의 염증은
어떻게 퍼져나가는가

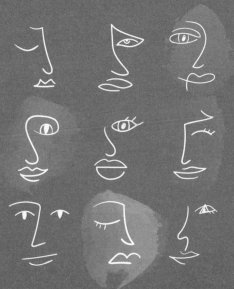

# 현대인의 입은 썩어 있다

입안의 상재균은 절묘한 균형을 유지하고 있다. 하지만 어떤 계기로 입안의 환경이 악화되면 상재균의 균형이 깨져서 염증을 일으키게 된다. 그렇다면 입안의 환경은 어떤 계기로 악화되는지 하나씩 알아보자.

입안의 환경이 악화되는 계기 중 하나는 호흡이다. 인간은 코로 숨을 들이마시고, 코로 뱉어내는 코 호흡을 한다. 하지만 여러 이유로 코가 막히면 입으로 호흡하게 된다. 예를 들면, 일에 집중해서 컴퓨터나 스마트폰 화면을 보는 가운데 자신도 모르게 입으로 호흡할 때가 있다. 입으로 호흡하면 타액이 분비되지 않아서 입안이 건조해지고 상재균의 균형이 깨져 구강 내 환경이 악화된다.

입으로 호흡하게 되는 가장 주된 원인은 코막힘이다. 코막힘은 코점막의 염증으로 인해 일어난다. 급성염증으로 우리가 흔히 경험하는 것이 화분증(꽃가루 알레르기)이다. 피부나 점막을 지키고 있는 비만세포가 꽃가루에 반응해서 염증을 일으키는 메시지를 방출한다. 이에 따라 코의 점막이 염증을 일으켜 코가 막힌다.

또 한 가지는 만성염증과 연관 있는 부비동염(흔히 '축농증'이라고 한다-옮긴이)이다. 코 주변에는 여덟 개의 공동이 있고 그것이 코의 공동으로 이어진다. 감기 같은 바이러스나 세균이 계기가 되어 부비동염의 점막이 염증을 일으키는 것이다. 비염 때문에 입으로 호흡하는 게 일상화되면 타액이 건조해져서 치주병이 악화된다. 타액에는 치주병균의 활동을 억제하는 면역물질이 포함되어 있는 데다가 산을 중화해서 입안을 중성($pH7.0$)으로 되돌리는 역할을 한다. $pH7.0$은 선옥균에게 최적의 환경이다. 그러므로 타액이 감소하면 입안이 산성이 되어 치주병균이 증식하기 쉬워진다. 타액은 세균이 몸에 침투하지 못하게 하는 역할을 한다. 늘 대량의 타액을 흘리는 아기를 떠올려보라. 타액이 활동하기 때문에 저항력이 약한 유아도 세균의 위험에 노출되는 일이 없는 것이다.

또한 스트레스를 계속 받으면 무의식적으로 이를 악물거나 자다가 이를 가는 일도 늘어난다. 이런 행위는 치아와 잇몸에 부담을 줘서 구강 내 환경을 나쁘게 만들 수 있다.

현대인의 식생활도 구강 내 환경에 나쁜 영향을 미친다. 씹는 맛이 있거나 씹히는 맛이 있는 섬유질이 들어간 음식을 먹을 기회가 줄고 있지 않은가? 음식을 잘 씹어 먹으면 음식의 흐름에 의한 자정작용이 생겨서 구강 안을 깨끗이 하는 효과가 있다. 반대로 부드러운 음식이나 끈적거리는 음식만 먹으면 구강 내 세균의 균형이 깨져 치아와 잇몸도 약해지기 쉽다. 치주병으로 치아를 잃은 사람은 부드러운 음식을 중심으로 식사를 하기 때문에 점점 구강 내 환경이 나빠지는 악순환에 빠진다.

학교에서 하는 치과 검진에서도 옛날에는 충치만 검사했지만, 지금은 잇몸 상태도 확인한다. 하지만 대학생이나 직장인이 되면 치과 검진을 받을 기회가 적어진다. 검진을 받아도 "잇몸에서 피가 나오지는 않습니까?", "잘 씹히지 않는 일은 없습니까?" 등을 물어보는 정도다. 통증이 없는데 자진해서 치과에 검진받으러 가는 일은 없을 것이다. 치주병은 통증 같은 자각 증상을 동반하지 않고 진행된다. 구강 내 상태를 확인할 기회가 적은 채로 20대를 지나 40대가 되어서야 치주병 증상을 처음으로 깨닫는다. 매우 유감스러운 일이 아닐 수 없다.

양치질로 일단 염증이 가라앉아도 잇몸에 오염이 생기면 염증이 일어나는 일이 반복된다. 치아와 잇몸의 경계를 제대로 닦으면 오물이 떨어지고 염증도 가벼워진다. 치주병에도 진행되는 시기와 진행되지 않는 완화기,[*] 안정기가 있다. 어쨌든 매일 스스로 이를 잘 닦는 것이 치주병 예방의 기본이다.

다만 예외적으로 진행이 빠른 치주병도 있다. 치주병균에 과민하게 반응하는 것이 그 원인으로 '침습성 치주염'이라 부른다. 일본 임상치주병학회가 실시한 치주병 실태조사에서는 30~40대의 약 15퍼센트가 중증 치주병 환자라는 사실이 밝혀졌다. 약 15퍼센트의 사람들 중에는 10대나 20대 때 발병해서 5~10년 사이에 급속하게 진행되어 이미 40대에 모든 치아를 잃은 사례도 있다. 치주병이 빨리 진행되는 이유는 세균에 대해 면역세포가 과잉 반응하기 때문이거나, 유전적인 원인 때문이라고 한다. 그러므로 가족 중에 치주병이 빨리 진행된 사람이 있다면 주의를 요한다.

## 냄새나는 입은 세균이 득실대는 행주와 같다

입 냄새로 고민하는 사람이 늘고 있다. 입 냄새는 입안에 붙

---

[*]    완치라고는 할 수 없지만, 일시적으로 증상이 가벼워지거나 가라앉는 시기를 말한다.

어 있는 치주병균 때문에 생겨난다. 치주병균의 먹이가 되는 것은 인간이 먹은 음식물 찌꺼기다. 치주병균은 단백질을 분해해서 부패시키는 역할을 하는데, 이때 유화수소[*]나 메틸메르캅탄[**] 같은 물질이 발생해서 입 냄새의 원인이 된다. 물질의 화학명은 잘 와닿지 않지만, 유화수소는 광천수에 들어 있는 썩은 달걀 같은 냄새, 메틸메르캅탄은 생선이나 야채가 썩은 것 같은 냄새라고 하면 짐작이 가지 않는가?

그렇다면 냄새가 나는 원인은 어디에서 만들어지는 것일까? 대부분은 설태(혀 표면에 있는 이끼 모양의 돌출부-옮긴이)에서 만들어지지만 치주포켓 안에서도 만들어진다. 치주포켓 안에 붙어 있는 세균에 의해 만들어지기 때문에 치주포켓이 깊으면 깊을수록 입 냄새도 심해진다.

치주병이 심해질수록 세균은 증식해서 악취의 원인도 늘어난다. 그 상태는 그야말로 잡균으로 가득한 행주 같다. 행주는 더러워지면 버리면 그만이지만, 입은 그럴 수도 없다. 만일 입 냄

---

[*]    유황과 수소의 무기화합물. 썩은 달걀 같은 냄새가 나는 특징이 있다.

[**]   유기화합물의 부패로 인해 발생한다. 악취물질이며, 유화수소보다 강한 냄새가 나는 것이 특징이다.

새가 신경이 쓰인다면 그것은 구강 내 세균이 가득 찼다는 증거이므로 하루라도 빨리 치주병을 치료하자.

## 흡연자의 입안은 세균투성이

흡연자 중에 유독 입 냄새가 심한 사람이 많다. 담배가 구강 내의 세균 균형을 흐트러뜨리기 때문이다. 최근 들어 담배를 피우는 사람은 눈에 띄게 줄었다. 일본담배산업의 조사에 따르면 남성의 흡연율은 30퍼센트(27.8퍼센트), 여성이 10퍼센트(8.7퍼센트)에도 미치지 않았다. 남성의 흡연율이 가장 높았던 때는 1966년으로 무려 80퍼센트 이상이었다(83.7퍼센트). 당시에 비하면 약 3분의 1로 줄었지만, 그래도 일본인의 흡연율은 전 세계에서 결코 낮다고 할 수 없다. 세계보건기구WHO의 조사에 따르면 G7, 즉 프랑스, 미국, 영국, 독일, 일본, 이탈리아, 캐나다 중에서는 일본인의 흡연율이 가장 높았다.

일본에서는 담배를 피우는 당사자뿐만 아니라, 주변에 있는 사람의 간접흡연 대책도 강화되어 2018년 7월에 제정된 개정건강증진법에서는 많은 사람이 이용하는 시설의 실내에서는 원칙적으로 금연이고, 흡연실 내에서만 흡연할 수 있도록 했다(2020년 4월 시행). 도쿄 올림픽, 패럴림픽이 개최될 예정인 도쿄에서는 더 엄격한 제도가 시행된다. 〈도쿄도 간접흡연 방지조례〉를 제정해서 음식점 면적에 상관없이 원칙적으로 금연을 실시했다. 이로 인해 도쿄 내 80퍼센트 이상의 지역에서 흡연을 할 수 없게 되었다고 한다.

담배는 전신 건강에 나쁜 영향을 미친다. 실제로 구강 내 세균의 균형을 무너뜨려 구강 환경을 나쁘게 만들고, 치주병을 악화시킨다. 이는 일반 담배든 전자담배든 마찬가지다. 담배에 포함된 니코틴은 모세혈관을 수축시키고, 혈류를 악화시키는 역할을 한다. 혈류가 나빠지면 산소와 영양분이 골고루 공급되지 않아서 구강 내 세균과 싸우는 백혈구의 수나 기능이 떨어진다. 그리고 흡연 자체가 구강 내 환경의 균형을 유지하는 타액을 억제하기 때문에 치주병균이 활동하기 좋아진다.

흡연량과 치주병에 걸릴 확률[1]에 따르면 비흡연자를 1이라고 치면 하루 담배 한 갑을 피우는 상태에서 약 5년 이내에 치주병에 걸릴 확률은 1.17배나 많아진다. 하루에 담배 한 갑을 약 5년 이상 계속 피우면 1.63배, 15년 이상 계속 피우면 1.64배로 올라간다.

더구나 흡연자 중에서는 남성 쪽이 더 치주병이 악화되기 쉬운 경향이 있다. 일본 국립암연구센터가 1164명을 대상으로 한 역학조사[2]에서 남성은 담배를 피우는 흡연자는 물론, 간접흡연자도 치주병에 걸릴 위험이 높아진다는 사실이 보고되었다. 남성 흡연자는 치주병에 걸릴 위험이 3.3배, 남성 간접흡연자는 약 3.6배였다.

전신 건강은 물론이고 구강 내 세균의 균형을 유지하기 위해서라도 하루빨리 금연을 시작하기 바란다.


## 담배를 한 개비 피울 때마다 염증이 퍼져나간다

입에서 전신으로 염증이 퍼지는 예는 치주병뿐만이 아니다. 사람은 몸에 염증을 일으키는 요소를 입으로 들이마실 때가 있는데, 그 전형적인 예가 담배다. COPD라는 병명을 들어본 적이 있는가? 이는 'Chronic Obstructive Pulmonary Disease'를 줄인

말로 '만성폐쇄성폐질환'이라고도 한다. COPD는 유해물질 노출에 의해 폐가 염증을 일으켜서 호흡하기 힘들어지는 병이다. 대기오염 등으로도 COPD에 걸릴 수 있지만, 가장 주된 원인은 담배다. 흡연 기간이 길수록 COPD가 발병할 위험성이 높다. 장기간에 걸쳐 유해물질의 자극을 받으면 우선 좁은 기관지에 염증이 일어난다. 감기에 걸린 것도 아닌데 기침이 나오고 가래가 늘어나는 증상이 나타난다. 염증에 의해 기관지 내부가 좁아지기 때문에 공기가 잘 통하지 않게 되는 것이다.

유해물질에 의한 염증은 기관지에만 그치지 않는다. 기관지 끝은 작은 주머니가 포도송이처럼 모여 있는 허파꽈리('폐포'라고도 한다)에 이어져 있다. 허파꽈리는 이산화탄소와 산소를 교환하는 기관이다. 유해물질의 악영향이 허파꽈리까지 미치면 허파꽈리 벽이 파괴되고 만다. 그 모습은 마치 오래된 고무풍선 같다. 허파꽈리에 장애가 일어나 호흡이 원활하게 이루어지지 않는 상태를 '폐기종'이라고 한다. 폐기종이 악화되면 폐 자체가 부풀어 올라 주변의 장기를 압박한다. 특히 영향을 받기 쉬운 것이 좌우의 폐 중앙에 위치한 심장이다. 폐기종이 생명과 연관된 심장병을 일으키는 예도 드물지 않다.

담배 연기가 입에서 폐로 들어옴으로써 시작되는 염증의 연쇄. 그로 인해 기능을 상실한 허파꽈리는 더 이상 원상태로 돌아가지 않는다. 담배를 한 개비 피울 때마다 염증이 퍼진다는 사실을 기억하자.

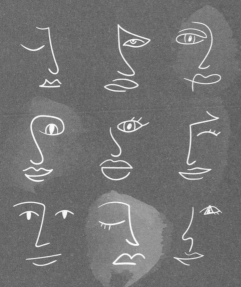

6장

몸속 네트워크를
타고 흐르는 위험

부족한 양치질, 노화, 스트레스, 흡연…… 이런 요소들이 복합적으로 치주병을 일으킨다. 그러나 아직도 입안에서 일어나는 일이라고 가볍게 생각하고 있지는 않은가? 그렇게 생각한다면 큰 오산이다. 치주병이 정말 무서운 이유는 입뿐만 아니라 전신에 영향을 미치기 때문이다.

## 치주병균이 혈관을 타고 전신을 돌아다닌다

세균이 혈액에 들어오면 병의 원인이 된다. 본래 세균은 조직의 표면에 붙는 것이지 혈액 안에 들어가는 것이 아니다. 하지만 어떠한 계기로 혈액 안으로 세균이 들어간 상태를 '균혈증'이라고 한다.

구강 내에서는 치주병 때문에 잇몸에 염증이 일어나고 상처가 난다. 그곳을 통해 치주병균이 혈액 속으로 침입한다. 그래서 중증 치주병 환자는 양치질하는 것만으로도 경도의 균혈증을 일으킨다. 혈액 속에 침입한 치주병균은 온몸에 퍼진 혈관으로 인해 전신에 퍼진다. 이때 치주병균을 지닌 내독소에 의해 면역세포가 과민하게 반응하여 몸속에 염증이 일어나고 만다. 그리고 혈액 속에 침입한 치주병균에 반응한 면역세포로 인해 아테롬(죽종)이 형성되면 동맥경화가 진행되어 심혈관질환을 일으킨다. 또한 치주병균이 심혈관의 장기세포에 직접 감염함으로써 심혈관질환을 더 악화시킨다는 사실도 밝혀졌다.[3]

구강 내 세균이 전신 질환과 연관이 있는 데에는 다른 이유도 있다. 디스바이오시스(장내 플로라의 이상)를 유발하는 것이다. 디스바이오시스는 비만과 당뇨병, 심혈관질환의 주된 원인이다.

## 치주병이 악화시키는 질병들

입안에서 염증을 일으켜 치주병을 유발하는 세균이 전신에 퍼져나가면 다른 장기에 있는 다른 만성염증과 서로 영향을 주고받아 증상을 더욱 악화시킨다. 예를 들면 잘못된 생활습관의 축적으로 일어나는 당뇨병은 전신의 만성염증이라고도 할 수 있는 질환이다. 사실 치주병을 앓으면 당뇨병도 악화돼서 서로 염증 상태를 악화시킨다는 사실이 많은 연구에서 밝혀졌다(표5).

표5 **치주병과 당뇨병의 연관성을 나타내는 역학 연구**

| | |
|---|---|
| 1990년 | Genco 그룹에 의한 피마 인디언을 대상으로 한 역학조사[4,5]<br>제2형 당뇨병 환자의 치주병 발병률은 60퍼센트, 비당뇨병 환자는 36퍼센트이며 당뇨병 환자는 비당뇨병 환자에 비해 2.6배나 치주병에 걸리기 쉽다. 이로 인해 치주병은 당뇨병의 합병증으로 인식되었다. |
| 1995년 | 미국 국민 영양조사를 토대로 한 역학조사[6]<br>1991~1994년에 45세부터 90세까지의 건강진단을 받은 사람을 대상으로 한 조사.<br>HbA1c가 9퍼센트 이상인 제2형 당뇨병 환자는 비당뇨병 환자에 비해 2.9배 중증이 되기 쉽다. |
| 2006년 | Khader 팀의 메타 해석에 기초를 둔 체계적인 재조명[7]<br>당뇨병 환자는 비당뇨병 환자에 비해 구강 청결 상태를 나타내는 지수, 치육의 염증 상태 등이 눈에 띄게 상승한다. |
| 2012년 | 모리타 팀에 의한 코호트 연구[8]<br>1997~2002년 사이에 실시한 기업 건강검진을 받은 사람을 대상으로 한 연구.<br>HbA1c 수치가 높으면 치주병이 악화될 위험이 높다는 사실이 밝혀졌다. |

치주병균에 반응해서 면역세포가 만들어내는 사이토카인은 염증을 촉진할 뿐 아니라 인슐린 저항성을 올려주는 역할을 한다. 즉 치주병균이 계속해서 증가하면 인슐린 저항성도 더 올라가서 혈당 조절을 잘 하지 못하게 된다. 결국 고혈당 상태가 유지됨으로써 당뇨병도 더 악화되는 것이다.

손이나 손가락의 만성염증인 류마티스 관절염도 치주병과 서로 영향을 주고받아 증상을 악화시키는 질병 중 하나다. 치주병이 악화되면 치주병균이 전신에 퍼져가는데, 치주병균 중에 관절의 단백질에 영향을 줘서 자신의 몸을 공격하는 항체를 만들도록 하는 것이 있다. 또한 사이토카인도 류마티스 관절염을 악화시키는 역할을 한다. 한편 류마티스 관절염을 앓게 되면 손과 손가락에 기능장애가 일어나 양치질을 잘하지 못하게 되고, 결과적으로 치주염이 더 악화된다.

치주병이라는 입안의 만성염증이 몸속의 만성염증에 영향을 줘서 염증을 악화시키고, 몸을 조용히 좀먹는다. 25~34세 사이의 젊은 세대 중에서도 치주병이 강하게 의심되는 사람들은 약 30퍼센트 이상으로 해마다 증가하고 있다. '그깟 치주병 정도야'라고 우습게 보면 안 된다. 치주병이라는 작은 불씨가 몸의 다른 염증을 악화시키고 있을 가능성이 높기 때문이다. 예를 들면 양치질을 한 후에 잇몸에서 항상 피가 나는 상태가 지속되면 건강검진에서 HbA1c(당화혈색소-옮긴이) 수치나 중성지방의 수치가 조금씩 올라가는 것이 확인되는 경우도 있다. 치주병을 단순히 구강 내 염증이라고 치부하지 말고, 구강 내에서 일어나는 문제는 몸 전체에서 일어나는 문제와 연관되어 있다는 경각심을 가져야겠다.

## 잇몸이 부어오른 것뿐인데 죽음에 이를 수도 있다?

치주병균에 의한 균혈증이 신장에 미치는 영향도 심각하다. 인간의 몸은 심장에서 내보낸 혈액이 전신을 돌면서 각 장기나 기관의 세포에 영양과 산소를 보급해 생명을 유지하고 있다. 이 때 세포는 다 사용한 영양소나 신진대사에 의해 만들어진 노폐물을 혈액 속으로 배출한다. 노폐물이 들어 있는 혈액은 신장으로 보내져서 여과된다. 신장은 몸속의 정화시설 같은 장기인 것이다. 신장이 정상적으로 활동하지 못하면 몸 안의 혈액이 노폐물투성이가 되고 만다.

심장에서 보내온 혈액의 약 4분의 1이 신장으로 흘러들어와 사구체를 통해 소변의 재료로 하루에 약 180리터나 만들어진다. 몸에 필요한 물질은 다시 혈액으로 돌려보내고, 불필요한 물질은 소변으로 몸 밖에 배출한다. 부어오른 잇몸에서 혈관 속으로 침입한 치주병균은 신장에까지 도달한다. 신장은 모세혈관의 덩어리 같은 장기다. 치주병균의 내독소는 신장의 모세혈관에도 계속해서 해를 입히기 때문에 신장의 기능은 점점 쇠약해진다. 당뇨병을 앓으면 신장의 부담은 더 늘어난다. 혈당을 잘 조절하지 못하면 신장의 모세혈관이 손상되고 그 기능도 저하되기 쉽기 때문이다.

신장의 이상이 3개월 이상 지속된 경우, 만성신장병이라는 진단을 받게 된다. 일본신장학회는 일본에 약 1330만 명의 만성신장병 환자가 있다고 추측하고 있다. 이는 성인 일본인의 13퍼센트 가까이에 이르는 숫자다. 만성신장병은 잠재적으로 발병하기 쉬운 고위험군이 가장 많아서 새로운 국민병이라고도 일컬어진다.

만성신장병은 신장의 기능이 얼마나 남아 있는가에 따라 5단계로 나뉜다. 1, 2단계에서는 자각 증상이 거의 없지만, 3단계에서는 심혈관질환 발병률이 높아지고, 4단계에서는 신장의 기능을 대부분 상실한다. 생명 유지를 위해 인공투석 등을 해야 하는 만성신부전 상태가 5단계다. 잇몸이 조금 부어오른 것이 장차 당신의 생명을 빼앗는 큰 병으로 이어질지도 모른다. 이 모든 것은 얼굴에서 시작된다.

# 치주병과 당뇨병, 췌장암의 연결 고리

췌장은 당을 에너지로 바꾸는 인슐린이나 글루카곤 등의 호르몬을 분비하는 내분비 기능을 가진 중요한 장기다. 하지만 이 췌장 자체의 기능을 정지시키는 췌장암의 발병률이 치주병을 앓으면 최대 2.2배나 높아진다는 사실이 해외 논문으로 발표된 바 있다.[9]

Pg균을 몸에 보균하고 있으면 보균하고 있지 않은 사람에 비해 췌장암의 발병률이 1.6배나 높아진다. Aa균를 보균하고 있는 사람은 보균하고 있지 않은 사람에 비해 췌장암 발병률이 2.2배 높았다.

지금까지 치주병과 당뇨병의 연관성에 관해 설명했는데, 사실 당뇨병을 앓으면 췌장암에 걸리기도 쉽다. 일본췌장학회에 따르면 당뇨병 환자가 췌장암에 걸릴 확률이 당뇨병이 아닌 사람에 비해 2배가량 높은 것으로 나타났다. 당뇨병이 있으면 치주병도 악화되기 쉽다. 이렇게 당뇨병과 치주병이 서로 영향을 주고받음으로써 인슐린을 만들어내는 췌장 자체의 기능을 멈춰버리는 것이다.

## 조산이나 저체중아를 출산한다고?

치주병으로 인한 만성염증이 있으면 프로스타글랜딘prostaglandin [*]
이라는 생체반응조절물질이 생산된다. 임신한 여성의 경우, 이
물질이 혈액 안에 들어가 자궁에 도달하면 자궁이 이제 출산할
시기라고 착각을 한다. 그에 따라 진통이 빨라져서 결과적으로
조산이나 저체중아를 출산할 가능성이 늘어난다. 또한 태반 등
출산과 관련된 기관이 치주병균에 감염되어도 조산이나 저체중
아 출산에 영향을 주는 것으로 보인다. 임신 중에는 여성호르몬
이 변화하기 때문에 구강 내 세균의 균형이 깨져서 치주병을 일
으키기 쉽다. 그러므로 임신 중에는 구강 내 상태에 각별히 더
신경을 써야 한다.

---

[*]    혈관을 확장하거나 자궁을 수축시키는 메시지를 보내는 생체반응조절물질. 치주병균에 반응하는
       형태로 면역세포를 방출한다

## 입속 세균 때문에 손발을 절단할 수도 있다?

치주병균과 관련이 있는 또 다른 난병이 있다. '폐색혈전혈관염'이라고도 하는 버거병 buerger disease 이다. 버거병은 손발의 혈관에서 염증이 일어나고, 그로 인해 동맥이 폐쇄되어 신경에 영향을 미친다. 병이 악화되면 손발을 절단해야 할 수도 있는 병이다. 특히 20~40대 남성 환자가 많고, 흡연과의 연관성도 거론되고 있지만, 원인 불명의 난치병으로 꼽힌다.

도쿄의과치과대학의 연구팀이 버거병 환자 14명을 조사한 결과, 환자의 폐쇄된 혈관 대부분에서 치주병균이 검출되어 전원이 중간에서 중증 단계의 치주병이라는 진단을 받았다. 이를 바탕으로 2005년에 치주병과 버거병의 연관성에 대한 연구가 발표되었다.[10]

남녀의 버거병 발병 비율은 9.7 대 1로 여성보다 남성이 압도적으로 많다. 구강을 잘 관리하는 습관이 보편화된 선진국에서는 발병률이 감소하고 있다. 하지만 일본에서도 아직 약 1만 명의 환자가 있다고 한다. 혈전을 만들고 혈관을 폐쇄시켜서 손발을 괴사시키는 버거병은 치주병의 공포를 잘 보여주는 대표적인 병이다.


## 모세혈관을 통해 온몸이 썩어간다

앞에서 말한 대로 당뇨병과 치주병은 같이 발병하기 쉽다. 당뇨병은 치주병을 악화시키고, 치주병은 당뇨병을 악화시킨다. 이 과정에서 가장 큰 타격을 입는 것이 모세혈관이다.

먼저 신장의 모세혈관에 대해 생각해보자. 신장의 중요한 역할 중 하나는 혈액 속의 노폐물이나 염분을 여과해서 소변으로 몸 밖에 배출하는 일이다. 그런데 이 기능을 수행하는 곳이 모세혈관이 실타래처럼 둥근 모양을 이룬 사구체다. 가는 혈관이 모여서 만들어진 사구체는 혈관이 끊어지거나 막힘으로써 장애가 일어나기 쉽고, 한번 혈관이 손상을 입으면 재생되기 힘든 것이 특징이다. 또한 사구체에 문제가 생기면 신장 기능이 점차 약해진다.

다음으로 모세혈관에 대해 생각해보자. 당뇨병망막병증은 당뇨병으로 인해 망막의 혈관에 장애가 생기는 병이다. 당뇨병망막병증의 초기 단계에는 자각 증상이 거의 없다. 하지만 내부에서는 증상이 착착 진행되고 있다. 혈당치가 높아지면 망막에 있는 모세혈관이 약해지고, 그러면 망막에 작은 출혈반이나 혈액의 흐름이 나쁜 곳이 나타난다. 그리고 망막에 산소를 공급하기 위해 망막에서 수정체를 향해 새로운 혈관이 늘어난다. 이때 망막의 혈관 상태를 보면 작은 신생혈관이 차례차례 생겨난다는 사실을 알 수 있다. 좀 더 증상이 지속되면 망막이 안저에서 벗겨지는 망막박리 상태가 된다. 빛이나 색을 느끼는 망막이 벗겨지면 결국 실명하게 된다.

## 면역이 시각세포를 사멸시킨다

망막박리로 눈의 기능을 떨어뜨리는 범인은 망막에 있는 뮐러세포müller cell 다. 이 세포는 망막 내에 영양을 공급함과 동시에 노폐물을 제거하는 역할을 한다. 이 역할을 다하기 위해 뮐러세포에는 'TRPV4'라는 온도 센서가 이상을 감지해서 활성화하고, 염증을 유발하는 메시지를 지닌 사이토카인을 방출한다. 그러면 면역세포가 활성화해서 차례차례 시각세포를 사멸시키는 것이다. 결국 급격하게 시력이 떨어져서 점점 눈이 보이지 않게 된다.

〈1997년~2000년 의료기술평가 종합연구사업, 8020추진재단 공모연구〉에 따르면 치주병에 걸리면 망막병증이나 신장증, 신경계질환 등의 당뇨병 합병증이 올 확률이 높아진다는 사실이 확실해졌다.

치주병과 당뇨병이 서로 영향을 주면서 당뇨병 합병증이 진행되어 노화를 단숨에 촉진해 몸이 썩기 시작한다.


## 치아에 붙은 치석이 화재의 시발점

2부에서 우리는 입안의 불씨가 작은 불이 되어 점차 몸 전체로 불똥이 튀며 큰불로 번지는 상황을 설명했다. 작은 불을 막기 위해서는 그런 불이 일어나기 쉬운 곳을 미리 파악해두고 주의를 기울이는 것이 중요하다. 그 작은 불은 입안에서 발생한다. 그러면 어떻게 주의를 기울여야 할까? 우선 잊어서는 안 되는 사실은 치주병을 일으키는 치주병균은 치아에 붙은 플라크(치석) 안에 숨어 있다는 점이다.

먼저 자신의 입안에 넣는 것들에 주목해야 한다. 아침이나 점심에 시간이 없다고 편의점에서 빵이나 주먹밥을 먹는다. 저녁에도 귀찮다고 패스트푸드나 라면, 우동 등으로 끼니를 때운다. 그러한 식생활을 계속하다 보면 치아에 플라크가 붙기 쉽고, 치주병균이 증식하기 쉽다. 또한 당질 중심의 생활을 계속하다 보면 당뇨병에도 걸리기 쉽다.

자신의 치아에 플라크가 붙지 않도록 매일 양치질을 거르지 않는 것이 중요하다. 그런데 사실 양치질을 해도 과연 플라크가 제대로 제거되었는지 알 수 없는 경우가 많다. 그래서 치주병에 걸려도 초기에는 자각 증상이 없고 자신이 치주병을 앓고 있는지조차 모르는 사람도 많다. 그렇다면 이를 어떻게 알 수 있을까?

우선 잇몸의 색이 입술 뒷면의 색과 비교해서 흑적색으로 변해 있으면 치아에 염증이 일어났을 가능성이 크다. 잇몸이 부어 있어도 주의해야 한다. 양치질할 때 치아와 잇몸 사이에서 피가 스며 나오거나 칫솔이 붉게 물들어 있는 것은 잇몸에서 염증이 진행되고 있다는 증거다. 또한 잇몸이 두꺼워지거나 부은 것처럼 돌출되어 있으면 이미 염증이 상당히 진행되고 있는지도 모른다.

일상생활의 사소한 실천이 변화를 가져온다. 3부에서는 이러한 변화의 원인에 대해 분석해보고자 한다.

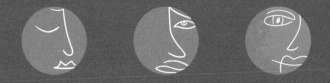

## 3부

늙지 않으려면
당을 멀리하라

7장

당과 단백질이 만나
염증이 시작된다

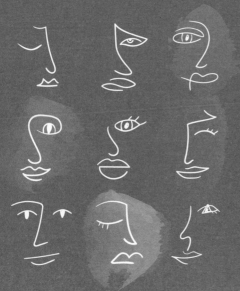

# 몸속에 화약고를 만드는 식생활

2부에서는 입에서 시작되는 작은 불씨가 점차 온몸에 번지는 모습을 소개했다. 3부에서는 그 불이 어떻게 몸속에서 계속 연기를 내는지에 대해 설명하고자 한다.

염증의 원인이 되는 면역세포의 신호전달물질 사이토카인이 대량으로 몸속에 방출되는 것은 앞서 살펴본 것처럼 크게 나누어 두 가지 유형이 있었다. 하나는 몸에 들어온 이물질이나 독소에 의해 면역세포가 반응해서 방출하는 유형이다. 또 하나는 사이토카인 그 자체에 면역세포가 반응해서 방출하는 유형이다. 이 두 유형이 몸속에서 계속 일어나 염증이 퍼져나간다. 그리고 계속 연기를 내뿜는 염증은 다양한 병의 원인이 된다. 그렇다면 염증을 억제하려면 어떻게 해야 할까?

'염증으로 이어지는 이물질을 끌어들이지 않으면 되지 않을까?'라고 생각하는 독자도 있을 것이다. 맞는 말이지만, 이물질을 끌어들이지 않기 위해서는 상당한 노력이 필요할 것이다. 우리는 이물질을 매일 외부에서 받아들이기 때문이다. 예를 들면 당이나 지방이 많이 든 가공식품이 있다. 당이나 지방이 많이 든 가공식품은 패스트푸드점을 비롯해서 편의점이나 체인점 식당 등 실로 많은 곳에서 제공되고 있다. 빵이나 과자, 청량음료, 도시락, 핫도그, 컵라면이나 가열하면 바로 먹을 수 있는 인스턴트 식품 등이 모두 그 예다. 실제로 2013~2016년 미국 질병통제센터 CDC 가 진행한 조사에서는 매일 패스트푸드를 먹는 사람은 20~30대 사이에서 44.9퍼센트, 40~50대에서 37.7퍼센트라는 사실을 알 수 있다.

매일의 식생활이 당질이나 지질이 많은 가공식품 중심이면 에너지 대사에 문제가 일어나 살찌기 쉽다. 비만해지면 사이토카인이 몸속에 퍼져 각종 질병으로 이어진다. 1995~2015년에 걸쳐 미국 국민의 3분의 2를 대상으로 실시한 대규모 조사에서는 50세 미만 남녀의 암 발병률이 상승했다. 특히 그 상승률이 현저했던 것은 두 사람 중 한 사람 꼴로 매일 패스트푸드를 먹고 있다고 대답한 25~29세였다. 미국에서는 암으로 사망하는 사람은 해마다 감소 추세에 있지만, 암의 발병률은 식생활이 가공식품 중심으로 치우치면서 최근 20년간 크게 증가했다.

일본 역시 이 상황을 강 건너 불구경하듯 있을 수 없다. 미국만큼은 아니더라도, 일본인의 식생활도 당질이나 지질에 편중된 식생활로 변하고 있다. 일본의 농림수산성이 2019년에 보고한 〈식생활에 관한 의식조사〉에 따르면 매일 식사로 냉동식품이나 인스턴트식품을 섭취하고 있는 사람이 남성은 36.1퍼센트, 여성 은 33.9퍼센트였다. 당질이나 지질에 편중된 식사는 나이를 먹 을수록 하지 않게 된다고 생각할 수 있지만, 실제로는 그렇지 않 다(50~59세 남성 31.4퍼센트, 40~49세 여성 36.1퍼센트). 이대로 가면 미국처럼 가공식품만 먹어서 몸에 염증이 일어나 암을 비롯한 생활습관병이 급증하는 것도 시간문제다.

## 만성염증과 노화의 원흉, AGE

가공식품에 많이 들어 있는 'AGE'는 염증을 일으키는 물질이 다. AGE는 음식물에서 섭취하기도 하고, 잘못된 생활습관 등에 의해 몸속에서 만들어지기도 한다. 또한 만성염증뿐 아니라 노 화와도 깊은 연관이 있는 물질이라는 사실이 밝혀졌다.

지금까지 노화의 주된 원인은 세포를 산화시키는 '활성산소' 라는 물질이라고 알고 있었다. 하지만 최근 연구에서는 당화를 산화 이상으로 세포를 손상시키는 요인으로 주목하고 있다. '당화'란 단백질과 당이 결합해서 단백질이 변질되는 현상이다. 그 당화의 결과로 생성된 물질을 'AGE'라고 부른다.

AGE란 'Advanced Glycation End products'의 약자로 '최종당화산물'이라고도 한다. 강한 독성을 가지고 있어서 전신의 건강과 노화에 심각한 영향을 미치는 물질이다. 더구나 한번 당화해서 AGE가 된 단백질은 원래대로 돌아가지 않는다. AGE는 당화한 세포의 기능을 저하시킬 뿐만 아니라 주변의 정상적인 세포도 공격하고 만다.

당과 단백질의 결합이라고 해도 얼핏 상상이 잘 안 갈 수 있다. 자주 먹는 요리를 예로 들어보자. 맛있게 구운 핫케이크를 떠올려보라. 식욕을 자극하는 표면의 노르스름한 색, 이것이 당화다. 핫케이크의 재료는 계란과 우유 등의 단백질과 밀가루, 설탕류의 당이다. 프라이팬 위에서 단백질과 당이 만나서 당화한다. 이 당화 반응은 프랑스의 화학자 마이야르 박사에 의해 발견되었기 때문에 그 이름을 따서 '마이야르 반응maillard reaction (환원당과 아미노산 화합물을 가열했을 때 갈색 물질을 만들어내는 반응-옮긴이)'이라고 한다. 갈색의 물질이 생성되기 때문에 '갈변 반응'이라고도 한다.

당화는 단백질과 당, 가열이라는 세 가지 조건이 갖춰지면 어디서든지 일어난다. 인간의 몸은 단백질로 이뤄져 있고, 혈액에는 식사를 통해 섭취한 에너지원이 되는 당분이 있고, 체온은 36~37도다. 핫케이크가 노르스름하게 구워지는 것 같은 마이야르 반응이 몸 안에서도 일어나는 것이다. 하지만 그 맛있어 보이는 핫케이크에서 볼 수 있는 반응이 왜 몸에 악영향을 미치고, 만성염증의 원인이 되는 것일까?

원래 인간의 몸 안에서는 자신의 세포에 대해 면역 반응이 일어나는 일은 없다. 하지만 당이 결합하여 변성된 단백질은 이물질로 인식해서 면역세포에게 공격을 받는다. 또한 대부분의 세포에는 AGE의 열쇠 구멍이 되는 수용체가 있다. 이 수용체는 RAGE*라고도 하는데, AGE와 RAGE가 결합하면 염증 반응이 일어나 활성산소가 대량으로 발생한다. 나아가 AGE에 의해 일어난 염증은 몸이 AGE를 제거하려는 움직임도 방해한다. 인간

---

* 'Receptor for AGE'의 약자. 1992년에 발견되었다. RAGE의 활성화에 의해 당뇨병, 노화, 암, 알츠하이머 치매 등 만성염증과 연관된 생활습관병의 위험이 상승한다는 사실이 밝혀졌다.

의 몸에는 체내에 쌓인 이물질을 어떠한 형태로 제거하고 새로운 것을 만들어내는 '자가포식현상autophagy'이라는 움직임이 있는데, 이 자가포식현상도 AGE에 의해 제어당하고 만다. AGE에 의해 면역 반응이 폭주하는 모습은 마치 불꽃이 번지는 모습 같다. AGE는 만성염증을 일으키는 불씨이자 불꽃에 들이붓는 기름이기도 하다.

## 당화는 혈액이나 효소에도 일어난다

단백질이 있는 모든 곳에서 AGE가 생긴다. 그리고 AGE가 쌓여 있는 부분에는 염증이 일어난다. 혈관에 AGE가 쌓이면 동맥경화, 뼈에 축적되면 골다공증, 눈에서는 백내장을 일으킨다.

AGE가 생기는 것은 세포뿐만이 아니다. 몸 안에서 중요한 역할을 하는 혈구나 효소도 단백질로 이루어져 있기 때문에 AGE의 먹이가 되고 만다. 당화는 단백질의 기능을 떨어뜨린다. 즉 혈구나 효소의 활동도 쇠약해진다는 뜻이다. 혈구의 AGE화는 일반적인 혈액 검사에서도 알 수 있다. 당뇨병의 지표로 쓰이는

HbA1c는 엄밀히 말하면 AGE가 되기 직전의 물질이다. 헤모글로빈은 적혈구 안에 대량으로 존재하는 단백질로 온몸에 산소를 운반하는 역할을 맡고 있다. 적혈구의 수명은 약 120일이다. 적혈구는 그동안 계속 혈관 속을 돌아다니기 때문에 혈액 속의 당과 조금씩 붙는다. 즉 혈액 속의 당이 많으면 많을수록, 즉 고혈당일수록 헤모글로빈에 당이 결합해서 HbA1c의 수치도 높아진다.

효소도 AGE화된다. 인간이 살아가는 가운데 효소가 하는 역할은 다 셀 수 없을 정도다. 예를 들면 'SOD superoxide dismutase'라는 효소가 있다. SOD는 몸 안에서 발생한 과도한 활성산소를 분해해서 무독화하는 역할을 한다. 만일 이 SOD가 당화하면 어떻게 될까? SOD의 기능이 쇠약해져서 활성산소를 분해할 수 없게 된다. 이 얼마나 두려운 일인가.

정상적인 세포가 차례차례 공격을 받으면서 노화가 가속화된다. AGE는 그 자체로도 해가 되지만, 산화를 증폭시켜서 세포의 기능을 빼앗아버리는 물질이라는 사실을 기억하기 바란다.

## AGE는 암세포의 증식을 돕는다

인간의 몸 안에는 매일 많은 암세포가 발생하고 있다. 그럼에도 당장 암에 걸리지 않는 것은 매일 발생하는 암세포를 면역세포가 제거해주기 때문이다. 하지만 몸에 AGE가 축적되면 AGE가 암세포의 증식을 돕는 역할을 한다. 어떻게 AGE가 암세포를 돕는 것일까?

VEGF(혈관내피성장인자)[*]라는 증식인자와 연관이 있다. VEGF는 내피세포[**]에 혈관을 만들라는 메시지를 전달하는 역할을 한다. 예를 들면 당뇨병망막병증 연구에 의하면 VEGF에 의해 지극히 약하고 파괴되기 쉬운 혈관이 생긴다. 이미 소개한 바와 같이 사이토카인은 그 농도가 높을수록 작용이 강해진다. VEGF의 농도가 높은 곳에서는 무언가가 VEGF의 발생을 촉진하는 것으로 보이는데, 그것이 바로 AGE다.

---

[*] 'Vascular Endothelial Growth Factor'의 약자. 새로 혈관을 구축하는 증식인자다. 당뇨병망막병증이나 연령관련 황반변성에서는 VEGF에 의해 연약한 혈관이 만들어져서 그 혈관이 파괴됨으로써 시력이 떨어진다.

[**] 혈관 안쪽을 둘러싸고 있는 세포를 말한다.

쇼와대학 야마기시 쇼이치山岸昌— 교수의 연구에 따르면 AGE는 두 가지 메커니즘으로 VEGF를 유도한다. 하나는 AGE가 핏덩어리를 만들어 모세혈관을 막히게 하고 저산소 상태를 만들어서 혈관세포에서 VEGF를 방출시키는 것이다. 또 하나는 AGE 자신이 수용체인 RAGE를 통해 활동하고, 직접 VEGF를 만들게 한다는 것이다.

암세포는 일반 세포에서 발생한 이상한 세포 덩어리다. 암세포가 작을 때는 주변의 혈관에서 산소를 받아들여 증식할 수 있지만, 어느 정도 일정한 크기가 되면 주변의 혈관만으로는 산소를 충분히 흡수할 수 없게 된다. 암세포는 중심에서 주변으로 퍼져가기 때문에 중심부의 암세포는 늘 저산소 상태에 놓인다. 암세포는 저산소 상태가 되면 VEGF를 만들게 해서 혈관을 암세포 중심부에까지 불러들인다. 암세포에 영양이 공급되면 암세포는 한층 더 증식하고, 이렇게 커진 암세포는 결국 다른 장기로 전이해나간다.

## 모든 사람이 똑같은 노화 과정을 거치는 것은 아니다

만성염증은 수명과 밀접한 연관이 있다. 이 둘을 이어주는 인자 중 하나가 AGE라는 사실이 밝혀졌다. 해외에서 실시한 AGE와 노화에 관한 연구를 두 가지 소개하고자 한다.

하나는 볼티모어 노화종단연구[1]다. 미국의 볼티모어에 있는 국립노화연구소에서는 모든 사람이 똑같이 노화 과정을 거치는 것이 아니라는 사실을 알게 되었다. 약 450~750명을 대상으로 관찰한 결과 혈액 검사 시 AGE 수치가 높은 사람일수록 빈혈이 있고, 신장 기능이 나쁘고, 동맥경화가 진행되었다는 사실이 밝혀졌다. 나아가 볼티모어에 거주하는 고령의 여성들을 대상으로 한 연구에 따르면 AGE 수치가 높은 사람일수록 악력, 즉 손으로 쥐는 힘이 저하했고 심장병으로 사망하는 경우가 많다는 사실도 밝혀졌다.

두 번째는 이탈리아의 키안티 지구에서 실시한 조사다. 65세 이상인 사람을 대상으로 조사한 결과, AGE가 쌓여 있는 사람일수록 걷는 속도가 느리고, 악력이 약하며, 빈혈이 있어서 5년 후나 8년 후에 사망할 확률이 높다는 보고가 있었다.

이처럼 AGE는 노화나 수명과 관련해서 세계적으로 주목받고 있는 물질이다. 그리고 일련의 연구 결과에서 AGE 수치가 고령자의 수명을 예측할 수 있는 척도가 된다는 사실이 분명해졌다.

## AGE 수치, 가장 강력한 사망 예지인자

AGE와 질병의 상관관계가 최근 점점 주목을 받으면서 간단하게 몸 안의 AGE 수치를 검사할 수 있는 의료기기도 등장했다. 'AGE Reader mu[*]'라는 기기인데, 기존에는 혈액 검사로 측정해야 했던 AGE 수치를 피부에 빛을 쪼이는 것만으로 즉시 측정할 수 있다.

이 기기를 사용해서 네덜란드에서 실시한 조사에서는 놀랄 만한 결과가 나왔다.[2] AGE의 영향을 받는 것이 비단 고령자들만은 아닌 것 같다. 고령자에 속하지 않는 사람들의 AGE 수치

---

[*]   AGE 측정기를 말한다. 작은 기기의 본체에 팔을 얹으면 약 12초 만에 측정 결과를 얻을 수 있다. 네덜란드 다이그놉틱스사가 개발했고, 일본에서는 2016년 5월부터 셀리스타사가 수입해서 판매하기 시작했다. 건강검진 시설이나 정기검진 시설로의 도입이 기대되고 있다.

도 사망이나 질병의 위험 상승과 연관이 있었다. 조사 대상은 당뇨병이나 심혈관질환이 없는 사람 7만 2880명이었으며, AGE Reader mu를 사용해 자가형광치(AGE 수치)를 측정했다. 길게는 10년간(평균 4년간) 추적조사를 했고, 연령은 65세 이상에 한하지 않고 젊은 사람의 AGE 수치도 측정했다. 그 결과, 조사를 시작했을 때부터 AGE 수치가 1단위 상승할 때마다 4년 후 사망할 위험은 다섯 배, 당뇨병이나 심장병에 걸릴 위험은 세 배로 오른다는 사실을 알 수 있었다. 나아가 36세 이상의 사람들에게는 AGE 수치가 가장 강력한 사망 예지인자라는 사실도 분명해졌다.

AGE가 건강에 미치는 영향은 나이와 상관이 없다. 더구나 지병이 없는 젊은 사람들에게도 사망할 위험을 예측하는 기준이 된다는 사실이 실증된 셈이다.

# 8장

# 거울 보기가 무섭다면
# AGE가 쌓이고 있는 것이다

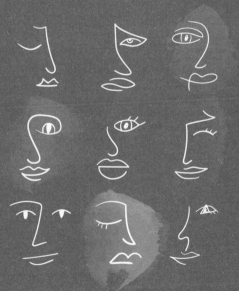

# AGE는 왜 쌓이는가?

AGE는 몸 안에 있는 단백질이 혈액 속의 당과 결합함으로써 생겨나는데, AGE가 몸 안에 쌓여가는 방식에는 두 가지 유형이 있다. 하나는 AGE가 많이 들어 있는 식품을 섭취함으로써 몸 안에 들어와 축적되는 경로이고, 또 하나는 고혈당 상태나 염증이 지속됨으로써 몸 안의 단백질과 당이 결합해서 체내 AGE가 생성되어 쌓여가는 경우다. 각각 설명해보자.

## 1. AGE가 많이 함유된 식품을 먹는다

건강한 젊은 사람은 식사를 통해 밖에서 들어온 AGE의 많고 적음이 몸 안에 AGE가 축적되는 정도를 결정지을 가능성이 높다. 하지만 AGE를 포함한 식품을 섭취해도 그 AGE가 모두 몸 안에 쌓이는 것은 아니다. 대부분은 흡수되지 않거나 소화 과정에서 분해되기 때문에 몸 안에 남는 것은 식품에 포함된 AGE 양의 약 7퍼센트라고 한다.

단백질은 몸 안에 들어오면 우선 펩타이드*와 아미노산** 으로 분해된다. 그 후 아미노산이 2개 또는 3개로 결합한 상태에서 소장에 있는 운송체로 운반된다. 이것은 'PEPT1(펩타이드 트랜스포터1)'이라고 한다. AGE의 소화 과정도 기본적으로는 단백질과 마찬가지다. AGE는 단백질에 당이 결합한 것이므로 소화되면 아미노산에 당이 결합해서 마지막에는 AGE펩타이드의 형태로 PEPT1에 의해 흡수된다.

AGE를 몸 안에 쌓아두지 않기 위해서는 AGE가 많이 함유된 식사를 계속하지 않는 것이 중요하다. 그렇다면 무엇을, 어떻게 먹어야 할까? 식생활의 구체적인 방법에 대해서는 4부에서 자세히 소개하고자 한다.

## 2. 몸 안에서 AGE가 생성된다

AGE는 식사를 통해서만 섭취되는 것이 아니다. 몸 안에서도 생성된다. 당과 단백질이 결합하면 AGE가 생성되는데, 인간의

---

\*     아미노산으로 분해되기 전의 상태를 가리킨다.

\*\*    몸을 만드는 재료가 되는 영양원. 단백질은 20여 가지 아미노산으로 구성되어 있다.

몸은 어디에나 단백질이 있으므로 혈액 속의 당의 양이 많아질수록 AGE는 만들어지기 쉽다.

몸 안에서 물질이 분해되거나 결합되거나 변화할 때는 효소가 반드시 필요하다. 위 속에서도 소화효소가 작용하고 있으므로 음식은 분해되어 소화된다. 하지만 AGE 생성에 효소 반응은 존재하지 않는다. 효소가 없어도 당과 단백질이 서로 만나기만 하면 AGE가 만들어진다.

식사를 하면 누구나 혈액 속에 당의 양이 증가한다. 즉 혈당치가 오르는데, 건강한 사람은 높은 혈당치가 긴 시간 지속되지 않고 바로 내려간다. 그러나 혈당치가 높은 상태가 오랜 시간 계속되면 당과 단백질이 만나는 시간이 늘어 AGE가 생성되기 쉬워진다. 그 전형적인 예가 당뇨병 환자다. 당뇨병 환자의 혈액 안은 늘 당이 달라붙은 상태이므로 AGE의 생성과 축적량이 많다.

## 몸은 고혈당 상태를 기억한다

고혈당에 어느 정도의 기간 이상 노출되면 그 후에는 혈당을 조절해도 반드시 합병증을 예방할 수는 없다는 사실이 밝혀졌다. 이를 '고혈당의 기억'이라고 한다. 구체적인 기간을 설명해보자. 예를 들면 6~7년간 혈당치가 높은 상태가 이어지면 그 후 10년 간 혈당치를 양호하게 조절해도 혈관장애나 당뇨병과 같은 합병 증을 꼭 통제할 수만은 없다는 사실이 보고된 바 있다. 지금까지 그 이유는 분명치 않았으나, 쇼와대학의 야마기시 쇼이치 교수 의 일련의 연구에 의해 '고혈당의 기억'을 일으키는 것이 AGE라 는 사실이 밝혀졌다.

우리의 몸을 구성하는 단백질은 10만 가지 이상인데, 그 수명 은 단백질마다 다르다. 눈의 수정체처럼 평생 바뀌지 않는 단백 질이 있는가 하면, 적혈구의 헤모글로빈처럼 서너 달 만에 새로 운 것으로 교체되는 것도 있다. 피부와 뼈, 혈관이나 뇌, 연골 등 을 구성하고 있는 콜라겐은 인간의 몸 안에서도 비교적 수명이 긴 단백질이다. 콜라겐의 수명은 매우 길어서 혈관이나 뼈의 세 포의 기초와 같은 역할을 한다. 그 기초인 콜라겐이 당과 결합해 서 AGE화하면 혈관이나 뼈 등의 장기에 장애가 일어난다. 피부 는 생기와 탄력이 사라지고 처지거나 기미, 주름이 생긴다. 혈관 은 굳고, 뼈는 약해져서 동맥경화나 골다공증의 원인이 되기도

한다. 뇌에는 알츠하이머 치매의 원인이 되는 노년판senile plaque
이 생기기 시작한다. 각각 좀더 구체적으로 설명해보자.

## 혈관이 굳어지는 이유

인간의 혈관은 단백질에 의해 만들어지고, 동맥도 정맥도 혈
관은 내·중·외의 3층 구조로 되어 있다. 혈액과 접하고 있는 것
이 내막이고, 내피세포에 둘러싸여 있다. 이 세포는 혈액에서 필
요한 성분을 받아들이는 필터 같은 역할을 하고 있다. 그 주변을
콜라겐이 둘러싸고 있으며 또 그 주변을 중막이 되는 '평활근세
포*'라는 수축성이 있는 근육세포가 둘러싸고 있다. 또한 그 주
변을 콜라겐이 둘러싸고 있다. 그리고 그 모두를 외막이 덮고 있
는 3층 구조다.

내피세포가 점점 파괴되면, 혈액 안을 흐르고 있는 LDL콜레
스테롤이 내피세포 아래로 침입하게 된다. 내피세포가 한층 더

---

\* 　혈관의 탄력성을 지켜주는 세포를 말한다.

상해를 입음으로써 사이토카인이 방출되어 염증 반응이 더 커진다. 면역세포가 LDL콜레스테롤을 먹은 채로 죽기 때문에 그 사체가 내피세포에 죽처럼 쌓여간다. 이것을 '플라크'라고 한다. 플라크는 혈관에 붙어서 플라크의 얇은 피막이 망가진다. 그러면 혈관이 망가졌다고 착각한 혈소판이 모여들어 혈액 순환이 나빠진다. 이것이 혈전이다. 이 혈전이 심장이나 뇌의 혈관에 일어나면 심근경색증이나 뇌경색에 걸린다.

## 착한 유산균을 죽이는 AGE

장내 환경이 건강 상태를 크게 좌우한다는 사실은 널리 알려져 있다. 장내 세균이 만드는 다양한 물질에 의해 대사증후군 metabolic syndrome 이 일어난다는 연구 결과도 있었다. 그리고 현재 이 장내 환경와 AGE의 관계에 대해서도 연구가 진행 중이다.

육류에 많이 포함되어 있는 콜린과 카니틴이라는 물질이 있다. 몸 안에 들어온 콜린이나 카니틴은 장내 TMA(트리메틸아민)*로 변환되고, 나아가 간에서 TMAO(트리메틸아민옥사이드)가 된다. TMAO는 매우 독성이 강한 물질이다. 동맥경화를 진행시키고 대사증후군이나 당뇨병의 원인이 된다. 혈관 내 불필요한 콜레스테롤을 회수하고 동맥경화를 막아주는 HDL의 기능도 저하시키곤 한다.

쇼와대학의 야마기시 교수팀의 연구에서 AGE가 TMA나 TMAO와 상관관계가 있다는 사실이 밝혀졌다. 즉 AGE를 많이 섭취하면 육류를 조금 먹은 것만으로도 TMA가 생성되어 TMAO가 상승하기 쉬워진다. 또한 고기를 가열해서 조리하는 요리에는 AGE가 많이 들어 있다. 즉 고기 요리 중심의 식생활을 계속하면 AGE와 TMAO가 동시에 몸 안에 축적되는 것이다.

현재 AGE와 장내 세균 또는 TMAO와의 관계에 대해서는 다양한 연구가 진행되고 있다. 아무래도 AGE는 선옥의 유산균을 사멸시키는 것 같다.

---

* 악취물질로서 악취 예방법의 대상이 되는 유기화합물이다. 생선 썩은 것 같은 냄새가 난다.

# 뼈를 녹이고 파괴한다

골다공증이라고 하면 뼈 내부가 공동화되어 골절되기 쉬워지는 고령층 여성이 주로 걸리는 질병이라고 생각하는 사람이 많다. 그리고 뼈의 내부를 단단하게 만들기 위해서는 골밀도가 중요하다는 말을 들어본 적이 있을 것이다. 하지만 실제로는 골밀도를 형성하고 있는 골량 이외에 뼈대를 형성하고 있는 뼈의 질도 골강도에 중요한 영향을 미친다는 사실이 밝혀졌다. 실제로 골량이 유지되고 있는데 뼈가 부러지는 경우가 있고 남성 중에서도 골다공증에 걸리는 사람이 있다.

또한 당뇨병 환자 중에 골다공증에 걸리는 사람이 많다. 특히 인슐린을 만드는 β세포가 파괴되어 발병하는 1형 당뇨병인 사람은 당뇨병이 아닌 사람에 비해 골다공증에 걸릴 확률이 일곱 배 가까이 높다. 한편 2형 당뇨병인 사람은 골밀도가 반드시 낮은 것은 아니지만, 골다공증에 걸릴 확률이 두 배나 높아졌다. 이러한 사실들이 밝혀지면서 골밀도와 함께 뼈의 질을 형성하는 콜라겐의 기능이 주목받게 되었다.

뼈의 구조는 철근 콘크리트에 비유하면 이해하기 쉽다. 콜라겐이 철근(골조), 칼슘이 그 골조를 덮는 콘크리트 같은 것이라고 생각하면 된다. 피부와 마찬가지로 뼈도 신진대사를 반복한다. '파골세포'라고 부르는 세포가 오래된 뼈를 망가뜨리고, '골모세포'라고 불리는 세포가 새로운 뼈를 만드는 것이다. 하지만 뼈의 구조의 골조를 만드는 콜라겐이 AGE화하면 뼈의 유연성이 사라지고 무른 분필 같은 뼈가 된다. 골조가 약해지는 셈이다. 심지어 AGE는 골모세포를 사멸시키고 파골세포를 활성화시킨다. 그렇게 되면 파괴된 뼈에서는 칼슘이 녹아 골조가 약해지고, 골다공증이 악화된다.

대퇴골(넓적다리뼈-옮긴이)의 콜라겐이 AGE화해서 골다공증이 되어 뼈가 부러지면 걸을 수 없어서 누워서 생활하게 되는 경우도 있다. 또한 일본인에게 많은 것이 척추체(척추뼈 몸통) 골절이다. 등뼈가 압박골절되는 경우다. 척추체가 골절되면 등이 굽고, 역류성 식도염을 일으키며, 심장이나 대동맥도 압박을 받기 때문에 부정맥이 생기기도 한다. 더 큰 문제는 파괴된 뼈에서 녹은 칼슘이다. 칼슘은 혈관에 생긴 플라크 부분에 결합해서 동맥경화를 더 진전시킨다.

## 기미, 주름, 처짐도 AGE가 범인

콜라겐이 많은 곳은 뼈만이 아니다. 탄력과 팽팽한 느낌을 만들어내는 피부 역시 그렇다. 피부는 체내에서 콜라겐이 가장 많은 곳 중 하나로 수분을 제외한 약 70퍼센트가 콜라겐이다. 피부의 구조는 흔히 매트리스에 비유된다. 피부 속에는 매트리스 같은 역할을 하는 콜라겐 섬유와 스프링 역할을 하는 엘라스틴 섬유가 있다. 풍부한 콜라겐을 건강한 엘라스틴이 잘 지탱함으로써 피부에 탄력이 생겨난다.

지금까지는 나이를 먹거나 자외선의 영향으로 인해 콜라겐이 끊어지거나 손상을 입어서 피부가 탄력을 잃고 처지거나 주름이 생긴다고 생각해왔다. 하지만 최신 연구에서는 당이 결합해서 AGE화함으로써 콜라겐이 딱딱해지거나 약해진다는 사실이 밝혀졌다. 결국 AGE는 피부의 노화와도 연관이 있는 것이다.

AGE가 피부의 주름이나 처짐만 만드는 것은 아니다. 자외선에 노출되어 생긴다고 여겨졌던 기미도 AGE가 장난을 치는 것이라는 사실이 밝혀졌다. 자외선에 노출되면 피부 표면의 기저층에 있는 멜라노사이트(멜라닌 형성 세포)가 멜라닌을 만든다. 자외선을 쬐면 α-MsH(α-멜라노사이트 자극 호르몬)[*] 등과 같은 물질이 방출되어 멜라노사이트를 활성화시키기 때문이다. 신진대사가 정상적으로 이루어지면 멜라닌은 몸 밖으로 배출되기 때문에 기미가 생기지 않는다. 하지만 신진대사의 리듬이 깨지거나 자외선을 너무 많이 쬐면 멜라닌이 축적되어 기미나 주근깨의 원인이 되고 만다.

그렇다면 왜 AGE가 기미의 원인이 되는 것일까? AGE화한 콜라겐에는 α-MsH과 마찬가지로 멜라노사이트를 자극해서 멜라닌 생성을 촉진하는 작용이 있기 때문이다. 그뿐 아니다. 콜라겐이 AGE화하면 활성산소가 대량으로 발생하기 때문에 신진대사의 리듬도 늦어진다. 즉 멜라닌 생성량은 늘어나는데 배출량은 줄어들기 때문에 멜라닌이 몸속에 지나치게 축적되어 기미나 주근깨가 늘어나는 것이다.

AGE는 기미, 처짐, 주근깨 등을 늘려서 피부를 노화시킨다. 피부가 AGE화하면 원래는 투명한 콜라겐이 노란색이나 다갈색으로 변하고, 혈액 순환도 안 좋아져서 누렇게 뜨기도 한다. 거

---

[*]    에너지 대사나 생식 기능에도 영향을 준다.

울을 보고 피부의 변화를 느꼈다면 체내에 AGE가 축적되고 있

는지도 모른다.

9장

몸은
얼굴부터 늙는다

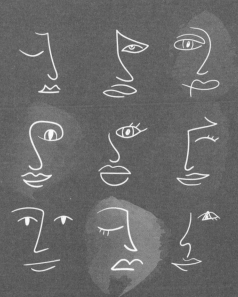

## 백내장이 악화되고 실명에 이른다

AGE가 영향을 미치는 눈의 질환은 당뇨병망막병증뿐만이 아니다. 눈의 질병으로 잘 알려진 백내장 역시 AGE와 깊은 연관이 있다. 백내장은 검은자 안에 있는 수정체가 탁해져서 발병한다. 인간의 눈을 카메라에 비유하면 수정체는 렌즈라고 할 수 있다. 빛의 굴절을 조절해서 망막에 상을 비추는 중요한 역할을 한다. 수정체를 구성하는 크리스탈린crystallin*은 기본적으로 바뀌지 않는다. 즉 태어나서 죽을 때까지 사람은 같은 수정체를 계속 사용한다는 말이다. 그래서 백내장의 주요 원인은 노화라고 알려져 있었다. 백내장은 40세 이후부터 늘기 시작해서 80대에는 거의 모든 사람이 앓는다.

이 백내장에도 AGE가 영향을 미친다는 사실이 밝혀졌다. 수정체는 크리스탈린이라는 단백질로 만들어져 있는데, 이 크리스탈린도 당과 결합해서 AGE화하고 만다. 수정체는 원래 무색투

---

\* 생물의 뇌, 척수, 망막, 근육, 척색, 장, 아가미 등에 있는 단백질. 각 기관에는 저마다 독특한 형태의 크리스탈린이 존재한다.

명하다. 하지만 AGE화하면 다갈색으로 변해 갈색 백내장이 되기도 한다.

AGE가 관여하는 눈의 질환으로 가장 대표적인 것이 당뇨병 망막병증인데, 심하면 실명에 이를 수도 있는 병이다. 당뇨병망막병증은 앞서 소개한 대로 연약한 신생혈관이 생기면서 안저 출혈이 발생해 실명을 유발한다. 약한 신생혈관은 VEGF에 의해 형성되는데, 그 VEGF을 발생시키는 것이 AGE이다.

당뇨병망막병증, 백내장 등 눈은 AGE의 영향을 받기 쉬운 부위다.


## 치주병이 악화되고 이가 빠진다

눈 다음으로 입을 살펴보자. 2부에서 치주병균이 전신에 미치는 영향에 대해 설명했는데, AGE는 이러한 치주병에도 영향을 준다. AGE는 단백질이 있는 곳이라면 어디든지 생기는 물질이다. 치아 자체는 사기질(에나멜)로 단백질이 아니기 때문에 AGE화하지는 않는다. 다만 잇몸 세포에는 단백질이 있다. 잇몸의 단백질이 AGE화하는 것으로 염증이 심해지고 치주포켓도 깊어진다. 그 결과 치주병균이 살 곳이 늘어나서 치주병균도 증식하고 만다.

흡연이 치주병에 미치는 영향에 대해서는 앞에서도 언급했는데, 담배 자체에도 AGE가 많이 포함되어 있다. 흡연이 직접 치주병균을 늘릴 뿐만 아니라 AGE까지 늘려서 치주병을 더 악화시킨다. 치주병이 악화되면 치아를 지탱하는 뼈도 녹아버려서 결국은 치아가 빠지고 만다.

시력은 떨어지고, 치아는 빠지고…… 노화는 얼굴에 현저하게 나타나는데, AGE는 이에 지대한 영향을 미친다.


## 뇌에 침입해 치매를 불러온다

AGE는 인간의 몸 구석구석에 나쁜 영향을 주는데, 뇌도 예외가 아니다. 뇌에 축적되는 AGE에는 뇌의 신경세포 안에서 단백질과 당이 결합해 만들어진 것과 몸의 다른 곳에서 만들어진 AGE가 혈류를 타고 운반된 것이 있다. 보통은 몸의 다른 곳에 있던 물질이 뇌에 들어오지는 않는다. 혈액에 포함된 물질의 이동을 제한함으로써 뇌의 신경세포를 지키는 '혈액뇌장벽'[*]이 있기 때문이다. 그렇다면 AGE는 어떻게 뇌에 침입할 수 있을까?

혈액뇌장벽을 구성하고 있는 혈관내피세포가 VEGF를 방출하기 때문이다. AGE가 혈관내피세포에 영향을 주어 VEGF 분비를 재촉하면 혈관의 투과성이 증가해서 혈액뇌장벽이 망가지고 만다. 그 틈을 타 AGE가 뇌에 침입한다. 그 결과 뇌의 AGE 축적량은 증가하고, 만성염증은 심해진다.

## 뇌에 염증 반응을 일으키는 AGE

같은 뇌세포 중에서도 마이크로글리아라는 백혈구계 세포는 AGE가 있으면 세력이 강해진다. 마이크로글리아에 의한 뇌의 염증 반응이 알츠하이머 치매로 이어진다는 사실이 밝혀졌

---

[*]  뇌 주변을 둘러싼 모세혈관. 뇌를 채우고 있는 뇌척수액과 혈액 사이에 있으며, 세포 사이에서의 물질적인 주고받음을 차단하는 벽이라고 여겼다. 그러나 현재는 사이토카인과 같은 생체반응조절 물질도 혈액뇌장벽을 통해 뇌에 유입된다는 사실이 밝혀졌다.

다. 알츠하이머 치매에서는 아밀로이드라는 단백질의 일종이 뇌의 조직에 침착해서 신경세포가 망가진다고 알려져 있다. AGE가 축적되면 아밀로이드가 변하기 쉬워서 알츠하이머 치매의 발병이나 진행도 빨라진다고 한다. 또한 알츠하이머 치매만큼이나 고령자에게 많은 파킨슨병과 AGE의 연관성에 대해서도 연구가 진행되고 있다.


## 남성과 여성 모두 불임으로 만들 수 있다

AGE가 원인인 만성염증은 노화를 진행시킬 뿐만 아니라 불임과도 연관이 있다. 불임에는 여성이 원인인 경우와 남성이 원인인 경우가 있는데, AGE는 양쪽에 다 연관이 있다.

우선 여성의 불임부터 이야기해보자. 여성의 난소에 있는 난자의 재료가 되는 난모세포는 그 수가 늘지 않는다. 즉 여자아이가 태어나면 그 아이 평생의 배란에 쓰일 난자가 전부 난소에 있다는 뜻이다.

그러므로 난자는 수정체의 크리스탈린과 마찬가지로 평생 당화의 영향을 계속 받는다. 실제로 AGE가 쌓여 있는 여성은 난자가 약해져서 불임이 되기 쉽다. 불임 치료를 받아도 임신이 잘 안 되고, 임신해도 유산하기 쉬우며, 임신고혈압(임신중독증)에 걸리기도 쉽다. 심지어 AGE는 혈관 덩어리인 태반의 기능을 악화시킨다. 태반의 순환부전 때문에 태아가 잘 성장하지 못한다는 보고도 있다.

남성 불임과 AGE에 관한 연구도 진행되고 있다. 남성의 정액 성분은 과당이다. 과당은 AGE를 가장 만들기 쉬운 당이다. 당뇨병인 남성이 불임일 가능성이 높다는 사실도 AGE가 남성 불임과 관련 있음을 시사한다. 불임과 AGE는 앞으로 더 활발하게 연구가 진행될 것이다.

## 남성호르몬을 줄이고 갱년기를 불러온다

남성 불임뿐 아니라 남성 갱년기 증상과도 AGE가 연관이 있다는 사실이 밝혀졌다. 전에는 갱년기라고 하면 여성 특유의 것으로 여겨졌다. 하지만 요즘에는 남성도 갱년기 증상을 앓는 사람이 늘고 있다.

여성의 갱년기는 주로 50세 전후에 일어나지만, 남성 갱년기는 발생 시기에 개인차가 커서 남성호르몬이 저하되기 시작하는 40세 이후로는 언제라도 일어날 가능성이 있다.

남성 갱년기 증상의 직접적인 원인은 뇌에서 지령을 받아 정소에서 만들어지고 혈액 안에 분비되는 테스토스테론*이라는 남성호르몬의 저하다. 테스토스테론은 근육과 뼈의 강화나 성 기능을 정상적으로 유지시킬 뿐 아니라, 판단력과 이해력 같은 인지능력을 높이는 등 여러 역할을 한다. 테스토스테론이 부족하면 안절부절못하고, 불안 및 불면증과 같은 증상이 나타나며, 우울증에 걸리는 사례도 있다.

이 테스토스테론도 AGE와 관련이 있다는 보고가 있다. 야마기시 교수팀의 연구에서 AGE 수치가 높을수록 테스토스테론의 양이 적다는 사실이 드러났다.

현재 남성 갱년기 증상의 치료는 남성호르몬 대체요법이 중

---

* 　남성호르몬 중 하나. 남성은 고환과 부신, 여성은 난소, 지방, 부신에서 만들어진다. 근육이나 골격
을 발달시켜서 남성스러운 몸을 만든다. 리더십을 발휘하고, 집중력과 위험부담을 안고 판단을 내
리는 것에도 기여한다.

심이다. 하지만 가까운 미래에 AGE를 줄임으로써 그 치료나 예방을 할 수 있는 날이 올지도 모른다.

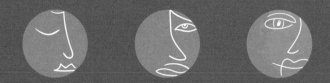

## 4부

노화를 막고
수명을 늘리는 식사법

10장

일단
입에 들어가는 것부터
바꿔라

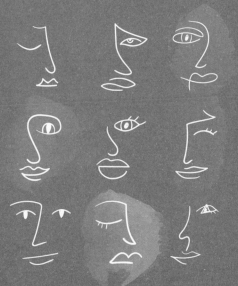

## 암흑의 구렁텅이에 빠지지 않기 위해서는……

지금까지 얼굴이 늙고 몸이 썩는 과정과 그 메커니즘에 대해 알아보았다. '치주병이나 눈의 병이 얼마나 무서운지는 잘 알겠어. 하지만 아직 나와는 상관없지. 내 몸에 일어나는 것은 몇 년 후의 일일 거야…….' 혹시 아직도 이렇게 생각하고 있지는 않은가?

염증을 계기로 시작되는 병의 대부분은 천천히 시간을 들여 진행된다. 자각 증상이 거의 없기 때문에 눈치채지 못한 사이에 나쁜 습관을 답습하게 된다. 당장은 건강에 별 이상이 없어도 잘못된 식생활이나 생활습관을 거듭하면 서서히 병이 몸을 좀먹어 갈 것이다.

## 정보 격차가 곧 건강의 격차로 이어진다

올바른 정보를 제대로 분석해서 그것을 기초로 자신의 행동을 선택한다. 이것이 앞으로의 시대에는 필요하다. 정보 격차가 곧 건강 격차로 이어지는 시대이기 때문이다. 격차를 줄이려면 어떻게 해야 할까? 숨은 위험이 질병이 되기 전에 뭔가 할 수 있는 일은 없을까? 우선 자신의 몸이 안고 있는 문제를 미리, 그리고 정확하게 파악해야 한다. 사소한 신호를 간과하면 언젠가는 건강에 큰 격차가 벌어질 것이다.

일본에서는 대부분의 사람이 건강검진을 받는다. 기업이 사원에게 건강검진을 받게 하는 것이 법으로 의무화되어 있기 때문이다. 하지만 건강검진을 받는 것만으로는 부족하다. 그 결과를 정확하게 받아들이는 능력도 가지고 있어야 한다. 검사 결과에 이상이 없다고 해도 괜찮다고 속단하지 말기 바란다. 시간이 지나면서 내 몸이 어떻게 변화하는지 지켜보는 것이 중요하다.

예를 들면 정상치 범위 안에 있더라도 HbA1c가 매년 상승한다면 주의가 필요하다. 자신의 몸을 확인하는 것을 게을리하면 병이 심각해지고 병원 신세를 질 날이 일찍 올지도 모른다.

변화는 얼굴에서 시작되는 경우가 많다. 특히 치아와 눈과 혈액을 유의해야 한다. 하지만 일반적인 건강검진에서 치아를 진찰하는 일은 거의 없다. 충치 때문에 참을 수가 없을 정도로 아프지 않은 한, 자처해서 치과에 가지는 않는다. 눈도 마찬가지다.

시력 검사 정도로는 큰 질환의 작은 변화를 눈치채지 못한다. 망막은 '몸에서 접근할 수 있는 뇌의 일부approachable part of the brain'라고 한다. 몸 전체나 혈관 상태를 직접 볼 수 있는 곳인데 정말 안타까운 일이다. 몸이 썩는 것을 막고 싶으면 치아와 눈과 혈액에 나타나는 징조를 놓치지 말아야 한다. 앞으로 건강하게 살 날을 위하여 얼굴에서부터 시작하자.

## ⟳ 오늘부터 바로 바꿀 수 있는 습관

몸 안에 숨어 있는 위험인자를 발견하는 것과 동시에 그 인자를 만드는 요인을 만들지 않는 것이 중요하다. 가장 먼저 바꿔야 하는 것은 입에 넣는 것이다. 스트레스를 경감하고, 운동을 하고, 식사를 바꾸는 것. 이 세 가지 중 오늘부터 바로 바꿀 수 있는 습관은 아마 식사가 아닐까? 스트레스를 경감하려고 해도 스트레스를 낳는 원인이 인간관계에 있다면 갑자기는 바꾸기 어렵다. 충분한 수면을 취하려고 해도 일이 남아 있으면 수면 시간을 확보하기는 어려울 것이다. 하지만 식사는 혼자서 오늘부터 당장

시작할 수 있다.

　잘못된 식습관을 계기로 입안이나 장내의 세균의 균형이 무너지고 혈관을 통해 몸속에 염증이 퍼진다. AGE가 많이 포함된 가공식품을 섭취함으로써 혈당치가 올라가고 몸의 여기저기에 염증을 낳는 AGE를 쌓아간다. 즉 식생활을 바꾸면 몸의 염증을 억제할 수 있을 것이다. 그렇다고는 해도 무엇을 어떻게 바꾸면 좋을까 고민하는 사람도 많을 것이다.

　우선 살펴보아야 할 것은 자신이 식사에 얼마나 시간을 들이고 있는지다. 시간을 들이지 않고 신속하고 손쉽게 공복을 채우는 방법만 생각하고 있지는 않은가? 그렇기 때문에 빵이나 파스타, 우동, 덮밥 등 아무래도 당질과 지질에 편중된 가공식품을 선택하게 되는 것이다. 이러한 음식들을 제대로 씹지도 않고 먹으면 어떻게 될까? 머지않아 몸이 염증투성이가 되고 말 것이다.

　2014년 일본 후생노동성의 〈건강의식에 관한 조사〉에 따르면 두 사람 중 한 사람이 바쁘거나 돈이 없다는 핑계로 건강에 신경을 쓰지 않는다고 한다. 물론 실제로 바쁘고 경제적으로 여유가 없을지도 모른다. 하지만 자신의 생명과 직결된 일이라는 인식을 가지지 않으면 아무리 시간이 지나도 식생활을 바꿀 수 없을 것이다. 입에 넣기 전에 정말 그것을 몸에 넣어도 될지 다시 한번 스스로 판단해보기 바란다.

## 노화와 직결된 조리법과 성분표시에 주의하라

그렇다면 어떠한 음식을 먹어도 될지를 판단하는 기준은 무엇인가? 그것은 조리법에 주의하는 것과 가공식품일 경우 식품의 성분표시를 보는 습관을 들이는 것이다.

### 1. 식품을 고온에서 가열한 것은 되도록 먹지 않는다

시간이 없을 때 전자레인지를 이용해서 조리하는 사람이 많다. 최근에는 전자레인지로 조리해서 바로 먹을 수 있는 반찬을 파는 가게도 눈에 많이 띈다. 전자레인지에서는 식품이 갈색으로 변하지 않기 때문에 단백질과 당의 마이야르 반응이 일어나지 않는다고 생각하는 사람도 있겠지만, 실제로는 삶는 것보다 AGE의 양이 더 많이 늘어난다. 전자레인지는 마이크로파로 식품의 분자를 진동시켜서 고온으로 만든다. 그렇기 때문에 구웠을 때처럼 색이 나지 않아도 마이야르 반응과 같은 상태가 된다. 또한 차가워진 식품을 전자레인지로 다시 데우는 사람도 있는데, 이미 조리한 튀김이나 크로켓 등을 다시 데우면 식품의 AGE를 더 높인다는 사실을 기억하자.

햄버거나 감자튀김 같은 패스트푸드에도 AGE가 많이 들어 있다. 많은 고객에게 단시간에 상품을 제공하기 위해서 식재료를 고온에서 가열 처리하기 때문이다. 특히 고온으로 튀긴 식품은 각별한 주의가 필요하다. 햄버거 한 개에는 튀김 100그램과 같은 양의 AGE가 들어 있다. 고온에서 만드는 감자튀김에는 삶은 감자에 든 AGE의 약 90배가 들어 있다.

## 2. 과일을 많이 먹는 게 몸에 항상 좋은 건 아니다

과일은 건강한 음식이다. 그러나 지나치게 많이 섭취하면 몸이 당화해서 노화를 촉진한다. 그 이유는 과일에 과당fructose 이라는 당이 많이 함유되어 있기 때문이다. 과당은 과일의 단맛을 더 나게 하고, 인간의 몸에 있어서는 고급 가솔린과 같은 역할을 한다.

과당은 원칙적으로 간에서 에너지원으로 사용되기 때문에 혈액 레벨도 낮고, 쌀이나 빵 등에 들어 있는 포도당과는 달리 대사에 있어 인슐린의 영향을 받지 않는다. 그래서 먹어도 혈당치가 올라가지 않아 건강한 음식으로 오인되어왔다. 그러나 과당을 과도하게 섭취하면 바로 중성지방으로 변환되어 지방간의 원인이 되며, 비만을 초래하고, 당뇨병에 걸릴 위험 또한 높아진다. 심지어 과당은 체내 단백질과 결합해 AGE를 생성하는 비율이 포도당의 열 배다. 몸에 좋을 것 같다고 해서 과일을 과식해서는 안 된다.

## 3. 성분표시에서 액상과당을 확인하라

청량음료나 탄산음료, 과자, 통조림, 가공식품 등에 단맛을 내기 위해 액상과당high fructose corn syrup 을 사용한다. 이름 그대로 옥수수에서 추출한 포도당을 일부 과당으로 바꾼 감미료다. 옛날에는 설탕이 너무 고가여서 단맛을 낼 때 그 대용품이 필요했다. 그래서 1970년대 미국에서 액상과당 시럽이 탄생했다. 액상과당의 단맛은 포도당의 무려 세 배다. 또한 액상과당은 열에 강하기 때문에 잘 변하지 않아 보존에 용이한 데다 설탕의 원료가 되는 사탕수수와는 달리 액상과당의 원료인 옥수수는 대량생산할 수 있다는 장점이 있었다. 1976년 당시의 액상과당의 생산량은 22만 톤이었는데, 불과 8년 후인 1984년에는 100만 톤을 넘었다.

하지만 액상과당은 탄수화물에 들어 있는 포도당보다도 몇 배 더 빠른 속도로 단백질과 결합(AGE화)한다. 액상과당이 많이 들어 있는 청량음료를 물처럼 마시는 것은 몸 안에 AGE를 쌓아 두는 행위와 같다. 또한 액상과당은 캔 주스나 캔 커피에도 사용된다. 과즙 농도가 적은 주스도 농도를 맞추기 위해서 액상과당을 활용한다. 스포츠음료 안에도 액상과당은 들어간다. 수분 보충에 좋다고 매일 마시면 AGE투성이가 되고 말 것이다.

그러면 과당이 얼마나 들어 있는지를 알아보고 싶을 때는 어떻게 하면 좋을까? 성분표시를 살펴보아야 한다. JIS규격(일본산업 규격-옮긴이)에서는 함유율이 높은 것부터 표시하게 되어 있다. 그렇기 때문에 과당의 함유율이 50퍼센트 미만인 경우 '포도당과당액당'이라고 표시한다. 50퍼센트 이상 90퍼센트 미만인 것은 '과당액당' 90퍼센트 이상인 것은 '고과당액당'이라고 표시한다. 음료수 이외의 경우는 '과당'이나 '이성화당'이라는 표현으로 액상과당을 표시한다. 이성화당이란 포도당을 과당으로 변화시킨 것이라는 뜻으로 액상과당과 같은 뜻이다(한국의 경우, 제품 겉면에 표시된 영양정보 표시란에서 당 성분 함량을 확인한 후, 원재료명 표시란에서 과당이 들어갔는지를 확인하면 된다. 다만 과당류는 '과당'과 '기타과당'으로만 분류해 표기한다. 액상과당은 '기타과당'에 포함된다-옮긴이).

## 4. 탄수화물을 중복해서 먹는 것은 피한다

액상과당을 사용한 청량음료뿐만 아니라 혈당치를 급상승시키는 식품은 몸을 당화시키기 쉽다. 특히 당질이 많은 쌀이나 빵, 면을 대량으로 섭취하는 식사는 가능한 피해야 한다.

예를 들면 점심으로 라면과 볶음밥, 덮밥과 우동, 우동과 김밥 등을 같이 먹지는 않는가? 또한 감자나 당근 등 당질이 많은 재료로 만든 카레라이스도 탄수화물을 중복해서 먹는 격이다.

탄수화물을 중복해서 먹으면 급격하게 혈당치가 올라가는 혈당 스파이크 현상이 발생해서 혈관이 손상된다. 결국은 염증이 생기고 동맥경화의 원인이 되고 만다.

## 5. 먹음직스럽게 그을린 음식에 주의한다

앞에서 말한 마이야르 반응을 떠올려보기 바란다. AGE는 단백질과 당이 가열되면 생긴다. 핫케이크의 노르스름한 부분처럼 튀김, 돈가스, 크로켓 등의 노르스름한 튀김과 구운 생선, 스테이크 등의 그을린 부분에도 AGE가 많이 포함되어 있다. 예를 들면 고기가 구워질 때, 붉은색에서 갈색으로 변하는 색깔의 변화는 고기에 들어 있는 당이나 단백질이 열로 인해 결합하면서 발생한다.

구수하게 그을린 식재료는 식욕을 자극하지만, 너무 많이 먹지 않도록 주의하기 바란다. 또한 튀김이나 소테(버터를 발라 살짝 구운 고기-옮긴이)에는 레몬이나 영귤, 유자 등을 짜서 먹으면 AGE를 조금이라도 줄일 수 있다.


## 6. 항당화 물질이 든 식품을 섭취한다

혈관 안쪽에 있는 내피세포는 혈당치가 높아지면 활성산소를 대량으로 만든다. 이것이 염증을 일으키는 원인이 된다. 그래서 항산화 물질이 있는 식품을 섭취하는 것이 중요하다. 또한 몸 안에 들어오는 AGE나 체내에서 생성되는 AGE를 막음과 동시에

AGE의 흡수와 생성을 억제하는 물질을 적극적으로 섭취하는 것도 효과적이다. 대표적인 두 가지 물질을 소개한다.

첫째는 α-리포산이다. 시금치나 토마토, 당근, 브로콜리 등의 녹황색 채소에 많이 들어 있는 물질이다. 인간의 세포 안에 원래 있는 물질이지만 나이를 먹으면서 감소한다. 체내에서는 대사를 돕는 보조 효소의 하나로 AGE를 억제하는 작용을 한다.

둘째는 설포라판이다. 브로콜리의 새순에 많이 들어 있는 물질이다. 식물에 들어 있는 천연 화학물질 파이토케미컬phytochemical의 일종으로 AGE 형성을 억제하고, 세포가 가진 AGE의 수용체인 RAGE의 출현을 억제함으로써 AGE의 축적량도 줄인다.

## 7. 염증과 노화를 막는 조리법

조리를 하는 방법은 여러 가지지만, 기름을 사용해서 고온으로 조리하면 재료 안의 AGE 양이 늘어난다. 닭고기의 경우, 구운 치킨은 백숙의 약 여섯 배, 튀김은 약 열 배의 AGE를 포함한다. 백숙은 가열 온도가 100도를 넘지 않지만, 기름으로 튀기면 150~200도의 고온이 되기 때문이다.

가능한 한 체내에 AGE를 쌓아두지 않기 위해서는 날것으로 먹을 수 있는 재료는 날것으로 먹는 것이 좋다. 가열할 필요가 있을 때는 찌거나, 삶거나, 끓여야 AGE를 덜 생성한다. 굽거나 튀기는 등 고온으로 조리하는 방법은 되도록 피하자.

뜻밖의 맹점은 전자레인지에 의한 가열이다. 타거나 누르스름한 색은 나지 않지만, 전자레인지는 가열 시간이 길수록 고온이 된다. 예를 들면 튀김이 있다. 튀김은 원래 AGE 양이 많다. 식당에 따라서는 몇 번이나 재탕하는 기름을 사용하기도 할 것이다. 그리고 그것을 전자레인지로 다시 데우면 AGE의 양은 한층 더 증가한다. 따뜻하게 먹으려고 전자레인지로 튀김을 데우는 행동은 몸을 노화시키는 원인이 된다. 잔소리 같지만 다시 한번 말해두자. 전자레인지로 음식을 데우는 것은 AGE를 늘린다.

날로 먹는 편이 좋지만, 날로 먹을 수 없는 식재료도 많다. 그럴 때는 어떻게 해야 할까? 저온으로 쪄서 고온에 가열하는 것을 피하는 조리법을 사용한다. 100도 이하의 저온에서 찌는 방법은 재료 본연의 맛을 더 살리는 효과도 있다. 우선 고기나 생선을 먼저 저온으로 쪄둔다. 그런 다음, 표면만 살짝 굽는다. 이미 속까지 익었기 때문에 장시간 고온에서 가열할 필요가 없어서 AGE를 줄일 수 있다.

또한 사용하는 기름에도 주의해야 한다. 샐러드유는 상하기 쉬우므로 이왕이면 질 좋은 올리브오일이나 들기름을 선택하는 것이 낫다.

# 11장

당화를 줄이는
식사법

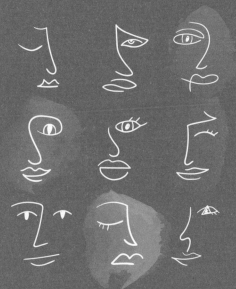

# 식후 혈당치를 의식적으로 조절하라

몸을 움직이는 에너지원에는 몇 가지가 있는데, 우리가 섭취하는 에너지의 50~60퍼센트는 탄수화물에서 공급된다. 당질은 지질이나 단백질과는 달리 섭취하면 신속하게 에너지로 변화하는 영양소다. 하지만 다른 한편으로 과도하게 섭취하면 비만해지기 쉽다. 왜냐하면 당질은 일시적으로 몸에 저장할 수 있는 양이 정해져 있기 때문이다. 따라서 여분의 에너지는 중성지방으로 몸 안에 축적된다.

그런데 혈액 안에 있는 당질을 에너지나 중성지방으로 변환하는 역할을 하는 것이 췌장에서 나오는 인슐린이라는 호르몬이다. 몸이 더 이상 에너지를 필요로 하지 않는다고 느끼면 지방세포에서 인슐린의 움직임을 막으려는 메시지가 전달된다. 이에따라서 인슐린의 움직임이 둔해지거나 혈액 속에 포도당이 넘쳐나는 상태가 된다. 이것이 전신이 당화하는 당뇨병의 시작이다. 당뇨병에 걸리면 신경계질환이나 망막병증, 신장병, 암과 같은 다양한 합병증이 일어나서 몸이 갑자기 썩는다.

당뇨병에 걸리지 않기 위해서는 몸에 들어오는 당질을 조절하는 수밖에 없다. 아무 생각 없이 과도하게 당질을 섭취하지 말고, 의식적으로 조절하는 것이 중요하다. 그 방법을 지금부터 소개하겠다.

## 정제된 것보다는 정제되지 않은 것이 더 좋다

식이섬유 같은 여분의 성분을 제거하고 당질만을 정제한 음식을 지나치게 먹지 않는다. 예를 들면 백설탕은 사탕수수에서 만들어진 당질 99.9퍼센트의 순도를 가진 자당으로 만들어졌다. 같은 설탕이라도 흑설탕은 정제도가 높지 않다. 잘게 썬 사탕수수를 끓인 것이 흑설탕인데, 백설탕을 만들 때는 여과하거나 뜨거운 물로 씻어서 단 성분인 자당 이외의 성분을 철저하게 제거한다. 그런 다음 원심분리기에 넣어서 자당의 결정체를 제거한다. 이것이 바로 백설탕이다. 정제된 음식은 다른 성분이 들어있지 않기 때문에 소화하는 데 시간이 걸리지 않고, 그만큼 혈당치도 쉽게 올라간다.

정제된 탄수화물은 당질의 비율이 높아지도록 정제되어 먹기 쉽고 부드러워서 단맛을 느낄 수 있다. 구체적으로는 백미나 우동, 빵과 같은 식품이다. 기본적으로는 흰색을 띤 탄수화물은 거의 정제된 것이라고 생각해도 좋다. 정제된 탄수화물은 식이 섬유 등의 불순물이 들어가 있지 않아서 혈당치가 쉽게 올라가고 그만큼 에너지 효과도 높다. 그러나 책상에서 장시간 일을 하는 현대인에게는 에너지 과다로 치우치기 쉬운 음식이다. 남은 에너지는 비만이 되는 계기를 만들고, 그것 때문에 염증이 일어나서 동맥경화나 암의 원인이 된다. 또한 정제된 탄수화물을 계속 먹다 보면 혈당치가 높은 상태가 몸 안에서 지속되고, 그러면 당과 단백질이 붙을 가능성도 높아져서 몸 안에서 만들어지는 AGE가 늘어난다. 그렇기 때문에 평소에는 되도록 정제된 음식이나 탄수화물을 지나치게 섭취하지 않는 것이 중요하다.

그렇다면 정제되지 않은 탄수화물에는 어떤 것이 있을까? 배아미, 현미, 보리, 통밀빵, 정제하지 않은 흑설탕이나 메밀국수 등이다. 정제되지 않았기 때문에 갈색인 경우가 많지만 개중에는 정제되어 있는데도 갈색 그대로인 탄수화물도 있기 때문에 성분표를 잘 살펴보자. 예를 들면, 정제되어 있지 않은 탄수화물인 메밀국수라고 해도 밀가루 비율이 높으면 별 의미가 없다. 메밀가루로만 만들어진 국수가 바람직하다. 미국의 레스토랑이나 케이터링 업체에서는 일반적으로 밥이 들어가는 메뉴에서 고객이 현미를 고를 수 있다. 그러나 아시아에서는 아직 밥으로 현미를 선택할 수 있는 음식점이 많지 않다. 정제되어 있지 않은 탄수화물을 주식으로 하기 위해서는 스스로 조리를 하는 편이 나을 수도 있다. 현미밥을 도시락으로 싸서 다니고 반찬은 회사 주변에서 조달하는 방법은 어떨까?

또한 흔히 착각하는 것이 야채는 섬유질이 많아서 뭐든지 저당질이라고 생각하는 것이다. 예를 들면 바나나는 뇌에 좋다거나 건강에 좋다고 해서 적극적으로 섭취하려는 사람도 있지만 당질이 높다. 감자나 당근도 마찬가지다.

물론 당질에 지나치게 집착해서 균형을 잃은 식생활을 하면 에너지 대사도 결과적으로 나빠진다. 우선은 30가지 식품을 목표로 균형 잡힌 식품을 섭취하는 것이 중요하다.

## 잘 씹기만 해도 비만을 막을 수 있다

일에 쫓겨서 거의 씹지 않고 식사를 신속하게 마치는 사람이 많다. 그러나 식사 때 씹는 횟수가 적으면 적을수록 비만해질 가능성이 높아진다. 오카야마대학교의 모리타 마나부森田学 연구팀이 2014년에 1314명의 젊은이(남성 676명, 여성 638명)를 대상으로 한 연구[1]에서는 빨리 먹는 사람이 빨리 먹지 않는 사람에 비해 비만율이 4.4배 이상 높게 나타났다. 특히 여성보다 남성에게서 이런 현상이 더 두드러졌다. 즉 잘 씹어서 먹기만 해도 비만뿐만 아니라 그에 따른 염증까지 막을 수 있는 것이다.

또한 천천히 씹어서 먹으면 먹은 후에도 에너지가 소비되는 'DIT(식이성 발열효과)'* 가 나타난다. DIT의 에너지 소비량은 안정을 취할 때 에너지 대사의 10~15퍼센트를 차지한다. 도쿄공업대학 사회이공학원 연구과의 하야시 나오유키林直享 교수팀의

---

* Diet Induced Thermogenesis의 약자. 식사한 후에 안정을 취해도 에너지 대사량이 늘어나는 현상을 말한다. 에너지 대사량은 영양소에 따라 다르며 단백질만 있는 경우는 섭취 에너지의 약 30퍼센트, 당질만 있을 때는 약 6퍼센트, 지질만 있을 때는 약 4퍼센트. 일반적인 식사는 그 모두의 혼합이므로 약 10~15퍼센트 정도가 DIT로 소비된다.

연구에 따르면 씹는 횟수가 늘어날수록 위나 소장 등의 소화기관에 혈류를 더 흘려보내게 되어 DIT도 늘어난다고 한다.[2]

　매일 후루룩 마시듯이 급하게 식사를 하는 사람도 많은데, 그렇게 식사를 한 경우와 잘 씹어서 먹은 경우 둘 중에서는 후자가 DIT가 더 늘어난다. 잘 씹으라고 해도 얼마나 씹으면 좋은지 궁금할 것이다. 일본비만학회의 〈비만치료 가이드라인〉에서는 한 입에 20~30회 이상 씹을 것을 권장하고 있다. 그렇게 많이 씹으면 지겨운 사람도 있을 것이다. 그럴 때는 잘 맛보면서 씹는다고 생각하면 어떨까? 매일 식사에 적용해서 비만해지는 것을 막아야겠다.

　또 한 가지 고쳤으면 하는 습관은 스마트폰을 보면서 먹는 것이다. 스마트폰을 보면서 식사를 하면 눈앞의 식사에 집중하지 못하고 적당량을 알 수 없어서 과식을 하게 된다. 그뿐만이 아니다. 식사에 집중할 수 없기 때문에 잘 씹지 않고 삼키는 일도 많아진다. 식사 중에 스마트폰을 보는 것은 삼가자.

# 12장

# 일시적인 공복이
# 노화를 막는다

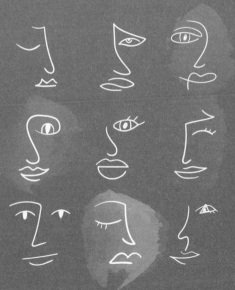

# 공복, 장수 유전자를 깨우는 스위치

'시르투인sirtuin 유전자'[*]라는 말을 들어본 적이 있는가? 최근 주목받고 있는 항노화 유전자다. 시르투인이라는 효소는 단백질의 일종이다. DNA에 결합해서 유전자 발현에 영향을 주고, 이를 조절한다. 또 항당화 능력이 있기 때문에 노화를 막고 수명을 늘려준다. 그래서 시르투인 유전자를 '장수 유전자'라고도 부른다.

이 시르투인 유전자가 활성화하는 것은 언제인가? 공복일 때다. 하지만 늘 공복일 필요는 없다. 예를 들면 일주일에 이틀만 섭취 칼로리를 줄이거나, 한 달에 닷새만 다이어트를 하는 것만으로도 좋다. 어느 정도 공복의 시간을 만들기만 해도 세포 본래의 저항력이 향상되고 신경세포의 재생 능력도 늘어난다. 이것은 일종의 '호르메시스hormesis 효과'라고도 할 수 있다. 호르메시스 효과란 보통은 생물에게 유해한 물질이라도 소량이고 지극히

---

[*]  장수 유전자, 항노화 유전자라고도 한다. 이 유전자가 활성화함으로써 생물의 수명이 늘어난다는 연구 결과가 있다.

일시적이면 오히려 좋은 효과를 가져오는 것을 말한다. 공복도 일시적이라면 노화를 막는 데 도움이 된다.

## 극단적인 식단 조절은 부작용을 낳는다

당질 제한 유행은 예전보다는 조금 수그러들었지만 여전히 계속되고 있다. 당질 제한 다이어트는 탄수화물에 들어 있는 당질을 줄이는 식단이다. 주식인 밥이나 빵, 면류를 가능하면 먹지 않고, 반찬을 중심으로 먹는다. 당질을 섭취하지 않음으로써 식후 혈당치가 급격히 상승하는 것을 억제하고 체중을 감량하려는 의도다. 당질 제한 식단은 원래 당뇨병 환자를 위한 식사법이었지만, 감량 효과가 있다는 논문이 발표되면서 미국당뇨병학회는 2년간 한시적으로 식사요법으로 인정하고 있다.

당질 제한 식단이 보급된 이유 중 하나는 편리함이다. 주식이나 감자류를 먹지 않는다는 원칙만 지키면 되는 것이라서 불필요한 칼로리 제한도 필요 없다. 특별한 다이어트 식단을 만들 필요도 없고 그냥 주식만 빼면 된다. 간단함에 비해 단기간에 감량에 성공하는 경우가 많은 것 또한 인기를 끄는 이유다. 당질 제한과 비슷한 시기에 늘어난 퍼스널 짐(고객 개개인을 전속 트레이너가 서포트하면서 이상적인 체형을 만들어가는 트레이닝을 하는 체육시설-옮긴이)의 대부분이 당질 제한 식단을 도입한 것도 이러한 유행을 부추겼다.

하지만 극단적인 당질 제한은 되려 몸을 해치기도 한다. 특히 신장이 문제다. 당질 제한 중에는 탄수화물을 먹지 않는 대신 육류나 지질은 얼마든지 섭취해도 되는 극단적인 식사를 하는 사람도 있다. 그 결과 당질 제한을 하기 전에 비해 단백질 섭취량이 대폭 늘어난다. 단백질이 몸속에서 분해되면 질소가 발생하는데, 이 질소는 신장을 통해 체내에 배출된다. 즉 단백질 섭취량이 지나치게 늘면 신장의 업무량이 늘어서 부담이 된다.

물론 당질 제한을 하는 모든 사람이 다 신장이 나빠지는 것은 아니다. 하지만 당질을 전혀 입에 대지 않는 등 극단적인 당질 제한을 하면 몸에 부담이 가는 것은 틀림없고, 무엇보다 그 반동으로 대량의 당질을 섭취하게 되기도 한다. 무슨 일이든지 그렇지만 식사 제한에도 적당한 중용이 필요하지 않을까?

## 당화에서 시작되는 악순환을 끊어라

건강한 상태를 유지하기 위해서는 지금까지 이야기한 것처럼 섭취하는 음식을 바꾸어 몸을 당화시키지 않는 것이 무엇보다 중요하다. 당뇨병에 걸리면 몸속에서 당과 단백질이 결합해서 AGE가 발생하기 쉽고, AGE가 몸에 축적되면 여러 문제를 일으킨다. 당뇨병도 악화되고, 당뇨병의 합병증 또한 조용히 악화된다.

우선 당뇨병신장병증부터 설명하자. 당뇨병이 발병한 지 10년 정도 지나면 신장 기능이 저하하는 당뇨병신장병증에 걸리는 경우가 많다. 이 당뇨병신장병증은 대단히 무서운 병으로 일본에서는 인공투석을 해야 하는 질환 1위를 차지하고 있다. 초기 단계에서는 자각 증상이 없고, 단백뇨도 검출되지 않기 때문에 발견이 늦어지기 쉽다. 부종이나 전신 피로감, 갈증 등의 증상이 나타나는 경우에는 상당히 증상이 진행되어서 그 후 신장 기능이 급속하게 저하되어 만성신부전에 이르러 투석을 필요로 하는 단계를 거치는 환자도 적지 않다.

인공투석을 시작하면 기본적으로 일주일에 세 번 의료기관에 다니면서 한 번에 네다섯 시간의 투석을 하기 때문에 삶의 질 quality of life 이 크게 저하된다. 식사 제한을 계속하기 때문에 합병증이 일어나기 쉽고, 면역도 떨어져 있기 때문에 폐렴이나 암도 발병하기 쉽다고 한다.

다음으로 당뇨병망막병증이다. 이 병은 급격히 시력이 저하하는 것이 특징으로 당뇨병으로 인해 망막의 모세혈관에 장애가 일어나 실명에 이르는 경우도 많다.

당뇨병신경병증은 고혈당이 신경에 손상을 입히는 합병증이다. 마비나 통증, 쑤심을 느끼는 경우도 있다. 진행되면 발의 감각이 없어져서 심할 경우 절단해야 한다.

삶의 질에 큰 영향을 미치는 당뇨병의 공포를 이해했는가? 이러한 합병증에 걸리지 않기 위해서는 첫 단계, 즉 당화를 막는 것이 중요하다.

## 노화를 막기 위한 최선의 예방법

AGE를 쌓아두지 않기 위한 식생활, 혈당치를 높이지 않는 식사법과 더불어 생활습관에도 주의가 필요하다. 특히 운동 부족은 노화로 이어진다. 학창 시절에는 운동을 하던 사람도 직장인이 되면 업무에 쫓겨서 운동 부족 상태가 되곤 한다.

"나이가 들어서 대사가 떨어져 살이 잘 안 빠진다"라는 말을 자주 듣는데, 이 말은 무엇을 의미할까? 여기에서 말하는 '대사'란 기초대사를 말한다. 인간이 안정을 취하고 있을 때에도 소비되는 최소한의 필요 에너지 대사량을 '기초대사량'이라고 한다. 가만히 있을 때에도 인간의 몸은 호흡을 하고 체온을 조절하며 내장도 움직인다. 이와 같은 생명 유지를 위해 쓰이는 에너지가 기초대사량이다. 기초대사량은 나이에 따라 변한다. 10대 때 최고조에 올랐다가 그 후 떨어진다. 몸 안에서 에너지를 특히 많이 사용하는 곳은 심장, 뇌 그리고 손발이다. 그러므로 근육량이 떨어지면 기초대사량도 낮아진다.

지방은 바로 붙지만, 근육은 바로 빠진다. 근육은 의식적으로 사용하지 않으면 감소하기 쉽다. 근육량이 많아 기초대사량이 높은 사람은 먹어도 살이 잘 안 찐다. 반대로 기초대사량이 낮은 사람은 살찌기 쉽고 잘 마르지 않는다. 운동 부족으로 살이 찐 사람은 근육량이 적고 기초대사량이 낮은 상태다.

하지만 바빠서 운동할 시간이 없는 사람도 많다. 특별한 운동을 하지 않아도 일상생활에서 가능한 한 몸을 움직이려고 노력하자. 에스컬레이터를 쓰지 않고 계단을 오른다. 한 정거장 걸어서 목적지에 간다. 그것만이라도 계속한다면 효과가 나타날 것이다. 자신의 몸을 바로 알고, 식생활과 생활습관을 개선한다. 그것이 노화를 막기 위해 스스로 할 수 있는 최선의 예방법이다.

# 남성 갱년기, 어떻게 극복할까?

## 남성 갱년기는 자연스럽게 낫지 않는다

최근 '남성 갱년기'라는 말을 자주 듣는다. 텔레비전 방송에서 다루기도 하고, 남성 갱년기 증상에 관한 책도 서점에서 많이 볼 수 있다.

남성호르몬, 주로 테스토스테론이라는 것이 40~50대가 되면 서서히 감소한다. 이 테스토스테론의 감소는 몸에 염증을 불러오는 AGE나 당뇨병과 연관이 있다. 미국당뇨병협회의 조사에 따르면 45세 이상의 남성 당뇨병 환자는 비당뇨병 환자에 비해 혈중에 테스토스테론의 수치가 낮을 뿐 아니라, 성기능장애도 가지고 있다는 사실이 밝혀졌다.

호르몬이 대폭으로 줄면 침울해지거나 안절부절못하는 등

우울증을 앓기 쉽다. 이것이 남성 갱년기 증상이다. 남성 갱년 기라는 호칭은 실은 일본에서 만든 말이다. 해외에서는 나라마다 부르는 호칭이 다르지만, '후기 발현 남성 성선기능저하증*이라는 명칭이 가장 일반적이다. '후기 발현'이라고 하지만 나이 먹는다고 무조건 겪는 병은 아니다. 발병에는 만성염증이나 스트레스가 깊은 연관이 있다.

여성 갱년기 증상은 폐경을 전후해서 5년 이내에 나타나며 딱히 치료를 받지 않아도 나이가 들면서 가라앉는 경우가 많다. 하지만 남성 갱년기 증상은 자연히 치유되지 않으며 제대로 된 치료를 받지 않으면 오래 지속되는 경우도 있다. 게다가 여성의 갱년기 증상만큼 잘 알려져 있지 않아서 우울증과 같은 다른 병으로 오해받거나 적절한 치료를 받기까지 시간이 걸리는 경우가 많다.

———

\* Late Onset Hypogonadism(LOH증후군). 나이가 들면서 급격하게 테스토스테론 수치가 내려감에 따라 일어나는 증상을 말한다. 우울증을 비롯해 성기능 저하, 심혈관질환, 내장지방의 증가, 인슐린 항저항성의 악화 등 대사증후군의 원인이 된다.

## 남성 갱년기는 우울증으로 온다

남성호르몬의 감소라고 하면 우선 ED(발기장애)<sup>*</sup>를 떠올리는 사람이 많을 것이다. 하지만 ED는 일부 증상에 지나지 않는다. 비뇨기과 등의 검진 경향을 보면 일본인은 ED를 별로 심각하게 받아들이지 않는 것 같다. 비아그라<sup>**</sup>가 판매되기 시작했을 때 일본 내에서의 매출은 제약회사의 기대에 반해 오르지 않은 것만 봐도 알 수 있다. 의사가 비아그라를 처방해도 한 번 복용한 다음에는 지속적으로 먹으려고 하지 않는 사람이 많다. 일본 이외의 아시아 각국에서도 비아그라 매출은 적다. 북미나 유럽과 마찬가지로 매출이 높은 유일한 아시아 국가는 한국이다.

남성호르몬이 감소해서 ED가 되어도 의료기관에 가지 않는 일본인 남성. 그렇다면 남성 갱년기 환자들은 어떤 증상으로

---

* 'Erectile Dysfunction'의 약자. 발기부전이라고도 한다. 당뇨병에 걸리면 혈관 기능에 장애가 생겨서 발기장애, 뇌경색, 심근경색증의 우려가 크다.

** 원료가 되는 구연산 실데나필은 원래 협심증 치료약으로 개발되었다. 혈관의 확장을 촉진하는 역할을 한다.

남성호르몬 감소라는 판정을 받는 것일까? 비아그라가 일본에서 판매되기 시작했을 무렵, 많은 병원에 남성 갱년기 외래 진료가 개설되었다. 당시에는 비아그라를 희망하는 환자가 많이 검진을 올 것으로 기대했지만, 실제로는 그렇지 않았다. ED 환자가 아니라 우울증에 시달리는 남성이나 일이 손에 잡히지 않는다는 남성이 오히려 더 많았다. 그리고 이 상황은 현재까지 이어지고 있다. 일본의 남성 갱년기 외래는 정신과적인 증상을 호소하는 남성으로 넘쳐나고 있는 것이다.

## 남성 호르몬의 감소가 적응장애를 불러온다

그렇다면 남성호르몬 감소가 원인이 되어 남성 갱년기 증상을 앓는 사람은 어떤 과정을 거치는 것일까? 우선 대부분의 사람이 일을 계속하지 못하게 된다. 그들은 회사의 산업의에게 '적응장애'라는 진단을 받는다. 적응장애는 스트레스에 대처할 수 없기 때문에 대면 커뮤니케이션 등 스트레스가 발생하는 상황을 잘 처리하지 못한다. 불안도 조절하지 못하고, 심해지면 우울증에 걸리기도 한다. 치료가 늦어지면 증상이 심화되어 우울증 진단을 받는다. 우울증은 아니더라도 회사까지 그만두고 치료를 받는 경우도 적지 않다. 한편 상당히 우울증이 악화된 후에야 비로소 진찰을 받는 사람도 있다고 한다.

일본 후생노동성이 실시한 2018년 조사에 따르면 적응장애로 한 달간 결근한 사람은 일 년 후에 100퍼센트 퇴직했다. 남성 갱년기로 인한 적응장애는 적절한 치료를 받지 않으면 사회 복귀가 어렵다.

적응장애 때문에 괴로워하는 남성은 대부분 심리 클리닉에서 진찰을 받고, 항우울제를 처방받기도 한다. 하지만 남성호르몬의 감소가 원인이 되어 적응장애를 겪는 사람은 일반적인 우울증 치료를 받아도 증상이 호전되지 않는다. 왜냐하면 반복적으로 적응장애의 공격을 받기 때문이다. 증상이 호전되지 않아 결국 회사를 그만둘 수밖에 없게 된다.

환자 본인은 굉장히 괴롭다. 심리 클리닉 치료를 받아도 좋아지지 않는 데다가 직장에서는 마음의 병을 이해하지 못하는 사람들에게 꾀병이라는 오해를 받기도 한다. 심지어 심리 클리닉에 다니고 있는 것 자체를 좋지 않게 생각하는 풍조가 아직 만연해 있다.

그래도 어느 날 무언가를 계기로 남성 갱년기에 대해 알게 되어 용기를 내서 비뇨기과에 간다. 하지만 진찰받으러 간 병원의 비뇨기과 의사가 남성 갱년기에 대한 지식을 가지고 있지 않으면 적절한 치료를 못 받게 되고, 다시 갈 길을 잃고 만다.

그들은 근면 성실하고 회사에 충실한 사람들이다. 그러한 사람들이 일을 쉬거나 회사를 그만두는 것은 회사 입장에서도 큰 손실이다. 또한 의료비가 들어서 지출도 늘어난다. 애초에 병원에 가고 싶어도 어디로 가야 할지 모르는 경우도 많다.

본인뿐만 아니라 아내나 가족도 괴롭기는 마찬가지다. 한창 일할 나이의 직장인이 직장에 가지 못한다. 기력이 없고, 화를 잘 내며, 안절부절못하고, 늘 어두운 얼굴을 하고 있다. 그 모습을 지켜보는 것만으로도 가족은 괴롭기 그지없다.

남성 갱년기에 대한 의료의 지연은 이미 사회문제다. 오랫동안 남성 갱년기 치료에 임하면서 많은 환자를 진찰해온 오타 노부타카太田信隆에 따르면 일 년 중에 남성 갱년기 증상이 특히 늘어나는 시기가 있다고 한다. 3월에서 4월에 걸친 시기와 10월 후반에서 11월이다. 이미 치료 중인 환자도 신기할 정도로 이 시기가 되면 반드시 증상이 악화된다고 한다. 기후와 인

간의 생리 혹은 호르몬과의 관계에 대해서도 언젠가 밝혀지는
날이 오기를 기대해본다.

5부

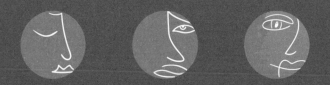

노화에 대한 불안과 공포에서
벗어나는 법

# 13장

건강을 처음부터
다시 생각한다

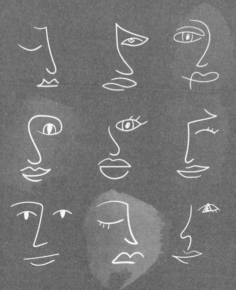

## 무엇을 위해 건강해지고 싶은가?

여기까지 읽었다면 몸속 메커니즘에 대해 좀 더 자세히 알게 되었을 것이다. 그래서 여러분에게 물어보고 싶은 것이 있다.

'그런데 당신은 무엇을 위해 건강해지고 싶은가?'

이 책을 읽는 사람은 틀림없이 건강에 관심이 많은 사람일 것이다. 하지만 '무엇을 위해 건강해지고 싶은가?'에 대해 생각해본 적이 있는가? 한 걸음 더 나아가 '누구를 위해 건강해지고 싶은가?'도 생각해본 적이 있는가? 건강에 대해 명확한 이미지를 가지고 있는 사람은 별로 많지 않다. 왜 그럴까?

살면서 건강에 대해 다시 한번 생각해보게 되는 계기가 있다. 예를 들면, 자신이 병에 걸리거나 가족이나 친척과 같은 주변 사람이 병에 걸릴 때다. 그러나 때는 이미 늦었다. 눈은 시력이 떨어지면 원래대로 되돌릴 수 없다. 치아 역시 치주병으로 잃어버리면 되돌릴 수가 없다. 병에 걸린 후에 해결책을 찾을 게 아니라 병에 걸리기 전에 미리미리 대책을 세워둬야 한다. 이를 위해서는 병이나 노화에 대한 막연한 불안이나 공포를 버리고 스스로 인생을 주체적으로 설계해나갈 필요가 있다.

장차 병이나 노화 때문에 평범한 생활을 누리지 못하게 될 수도 있다고 불안해하는 사람이 많다. 그러면서도 건강을 유지하기 위해 아무것도 하지 않는 사람도 많다. 그 이유를 물어보면 무엇부터 시작하면 좋을지 알 수 없다고 대답한다. 그러므로 건강해지고 싶은지 아닌지 자신에게 물어보기 전에 다음과 같이 질문을 바꿔보면 어떨까?

'건강 이전에 어떠한 인생을 살고 싶은가?'

'무엇을 하기 위해 건강한 몸을 얻고 싶은가?'

대답은 사람마다 다를 것이다. '자식들과 함께 세계 일주 여행을 하기 위해서', '자신이 하고 싶은 일로 창업을 하고 싶어서', '손자와 함께 일하고 싶으니까', '고통받고 있는 사람을 도와주고 싶어서' 등등……. 자신의 인생의 목표부터 한번 점검해봐야 하지 않을까?

## 불안과 공포에 빠지지 않고 내 몸을 지키는 방법

많은 사람이 인생의 목표를 세우지만 정작 건강에 대해서는 생각해본 적이 거의 없을 것이다. 늘 자신이나 주변 사람이 병을 앓고 나서야 불안과 공포를 느끼고 건강을 다시 생각하게 된다. 이처럼 불안이나 공포의 상징인 병을 계기로 건강을 생각하면 막연한 불안밖에 생겨나지 않는다. 그러한 건강 불안을 부추기는 정보는 여기저기 넘쳐나고, 그래서 건강에 관한 정보에 현혹되는 사람도 많다.

건강 불안에 휩싸인 사람들은 지금 자신의 몸에 필요한 정보를 취사 선택해서 듣지 않는다. 건강에 관한 모든 정보를 얻으려고 민감하게 반응할 뿐이다. 그렇기 때문에 취득한 정보가 자신의 몸에 맞지 않거나 효과가 나타나지 않아서 더더욱 불안에 휩싸인다. 예를 들면 '당질을 제한하는 편이 좋다'는 정보를 들었는데 왜 당질을 제한해야 하는지, 어떤 효과가 있는지도 제대로 이해하지 못한 채 실천하려는 사람이 많다. 자신의 몸을 아는 것이 무엇보다 중요하다. 그리고 건강을 유지하기 위해서는 매일의 생활과 행동을 어느 정도 관리해나가야 한다.

# 인생의 연장선에서 건강을 인식하라

'건강을 의식하면 의식할수록 건강하지 않다.'

이런 말을 들어본 적이 있는가? "OO가 몸에 좋다더라", "OO가 눈에 좋대", "OO을 먹으면 뇌가 회춘한대" 등등…… 요즘 세상에는 건강에 관한 정보가 넘쳐난다. 하지만 그러한 정보의 대부분은 '이것만 먹으면 된다'라든지 '이것만 하면 모든 것이 이뤄진다'는 식의 손쉽고 편협한 정보 일색이다. 하지만 지금까지 이 책을 읽은 여러분은 이해하겠지만, 당신의 몸은 그렇게 단순하게 만들어져 있지 않다.

잘못된 정보에 휘말려서 제대로 된 정보에 도달하지 못하는 경우가 많다. 예를 들면 제철에 수확한 야채를 먹는다든지, 고기에만 치중하지 않고 균형 잡힌 식사를 하려고 노력한다든지 우리가 할머니 할아버지 때부터 들었던 제대로 된 정보를 가까이 하지는 않고 'OO를 먹으면 건강에 좋다'라는 간편한 정보만 맹신하는 경향이 있다. 결국 올바른 정보를 취하는 사람과 잘못된 정보를 취하는 사람의 정보 격차는 점점 커져서 그것이 건강의 격차로 나타난다.

그렇다면 건강해지기 위한 행동을 실천하는 사람과 그렇지 않은 사람의 차이는 무엇일까? 흔히 듣는 변명은 '시간이 없다', '돈이 없다' 같은 이유다. 하지만 정말 건강에 유의하는 사람도 바쁘기는 마찬가지다. 일도 누구 못지않게 열심히 하고, 가족에게도 충실하고, 밥을 먹고, 매일 바쁘게 살아간다. 건강을 위해 돈을 많이 쓸 수 있는 사람은 그다지 많지 않다.

건강에 관한 정보가 넘쳐나는 가운데 왜 일부 사람들은 올바른 정보를 선택해서 취하고 그것을 실천할 수 있는 것일까? 그것은 자신의 인생의 연장선에서 건강을 인식하고 있기 때문이다. 그런 자세로 정보를 재정리해보면 자신에게 필요한 정보가 모이고 자신이 바라는 건강 상태를 실현할 수 있다.

## 내 몸의 현주소를 파악하라

원래 건강검진은 자신의 몸 상태를 확인하기 위한 것이지 시시각각 변하는 질병을 발견하기 위한 것은 아니다.

우리 저자들이 속한 KRD Nihombashi에서 행하는 건강검진의 경우, 일반적인 종합검진의 두 배 이상의 검사항목을 채택하고 있다. 그리고 그중에서도 눈, 치아, 혈액에 중점을 둔 건강검진을 중시하고 있다. 눈, 치아, 혈액을 자세하게 검사함으로써 몸의 현주소를 파악할 수 있기 때문이다. 예를 들면 안과 검사항목에는 망막 연구계의 일인자인 주식회사 비전케어 대표이사 다카하시 마사요高橋政代의 감수에 의한 원격진단 체제를 구축하고 있다. 구체적으로는 KRD Nihombashi에서 촬영한 영상을 정밀하게 관찰해서 소견을 내고 진단한다. 특히 신경세포가 모여 있는 망막에 보이는 작은 이상이 큰 질환의 징후가 되는 사례가 적지 않다. 그렇기 때문에 자세하게 조사할 수 있는 검사가 필요하다.

구체적으로는 다음과 같은 검사항목이 있다.

- 시력, 교정시력 검사
- 초광각 안저 검사(일반적인 안저 검사보다 폭넓은, 망막의 약 80퍼센트 영역을 커버하는 양각 200도의 초광각 안저 화상촬영)
- 안압 검사
- 시야 검사

- 굴절 검사

- OCT[*] 검사(광간섭단층계: 망막 단면의 화상촬영)

- 안축장 측정(각막에서 망막까지의 안구의 길이)

- 각막형상해석 검사

- 조절력 검사

- 눈물 검사

특히 OCT 검사에서는 마이크로 단위로 안저의 단면도를 진단할 수 있다. 연령관련 황반변성이나 당뇨병망막병증, 녹내장 등의 이상 여부를 진단할 수 있다.

한편 치과 검사에서는 도쿄의과치과대학 명예교수 이즈미 유이치和泉雄一의 감수에 의한 검사를 실시하고 있다. 지금까지 설명한 대로 치주병균은 입안뿐만 아니라 전신에 염증을 일으키는 원인이 된다. 최초의 염증은 세균총의 균형이 깨지면서 발생한다. 작은 염증이 전신 질환으로 확산되지 않도록 구강 내 세균총

---

[*]  Optical Coherence Tomography(광간섭단층촬영)의 약자. 빛의 간섭하는 성질을 이용해서 분석·촬영하는 기술이다.

의 균형을 철저히 확인하고 있다.

구체적으로는 다음과 같은 검사항목이 있다.


- 구강 내 사진 촬영

- 충치 검사(옵션: 치주병균 검사)

- 치주병의 정밀 검사

- 구강 점막

- 혀 검사

- 교합력(씹을 때 필요한 힘) 검사


교합력 검사도 중요하다. 교합력이나 교합 밸런스를 정기적으로 검사함으로써 비만을 불러일으키는 식습관을 막고 당뇨병이나 치매에 걸리는 과정을 피할 수 있다. 연령에 따른 교합력 저하도 시간을 두고 측정할 수 있다. 교합의 밸런스가 무너지면 전신의 밸런스가 무너지는 일도 많다.

혈액 검사에서는 일반적인 건강검진에서 시행하지 않는 검사항목까지 최신 의학 정보에 맞춰 정밀하게 실시하고 있다. 공복 시 혈당은 물론이고 HbA1c와 1,5-AG(1,5 안하이드로글루시톨),

AGE, 당화알부민, 유리지방산 농도가 검사항목에 들어 있다.

일반적인 검진에서는 검사 시점의 공복 시 혈당치와 과거 1~2개월 사이의 평균 혈당치를 나타내는 HbA1c를 병행해서 혈당 조절 상황을 파악하는 곳이 많다. 하지만 HbA1c는 1~2개월 사이의 평균 혈당치를 반영하는 것이지, 식후 혈당 상태를 반영하는 것은 아니다.

그래서 식후 혈당치를 재기 위해 신뢰할 수 있는 지표가 1,5-AG 검사다. 1,5-AG 검사에서는 현시점의 혈당 조절 상태를 측정할 수 있다. 당일의 공복 시 혈당치와 합쳐서 몸 안에서 어떻게 혈당치가 변화하고 있는지를 종합적으로 분석할 수 있다. 1,5-AG 검사는 비교적 가벼운 고혈당에 민감하게 반응하기 때문에 생활환경이나 식생활이 변해서 혈당 조절이 잘 안 되는 상태에도 바로 반응한다.

그와 함께 혈중의 유리지방산을 체크한다. 혈중의 유리지방산이 높으면 몸속의 에너지 대사가 잘되고 있지 않을 가능성이 높으므로, 혈당치 변화의 증거 자료가 된다.

혈중의 AGE도 확인할 수 있다. KRD Nihombashi는 2019년 10월 기준 세계에서 유일하게 AGE를 측정할 수 있는 건강검진

시설이다. AGE 검사는 피부 검사기기로도 평가할 수 있지만, 혈액 검사를 병용함으로써 정확하게 실시간으로 몸 안의 AGE 수치의 변동을 파악할 수 있다.

지질 검사도 중요시한다. 총콜레스테롤, 중성지방, HDL콜레스테롤, LDL콜레스테롤, nonHDL콜레스테롤, 협심증이나 심근경색증 등의 위험인자가 되는 small denseLDL과 더불어 인지질, 총호모시스테인도 검사할 수 있다.

인지질은 혈액에 있는 주요한 지질의 하나로 지방이 에너지로 활용될 때, 단백질과 함께 혈액 속을 이동한다. 인지질에는 몇 가지 종류가 있는데 잘 알려져 있는 것이 레시틴이다. 레시틴이 부족하면 혈관에 콜레스테롤이 쌓이기 쉽고, 동맥경화나 심장병 등의 원인이 된다. 또한 지방이 에너지로 잘 활용되지 않기 때문에 당뇨병을 일으키는 경우도 있다.

한편 혈중의 총호모시스테인 농도는 몸속의 단백질 대사 기능을 반영한다. 농도가 높으면 단백질 대사가 제 기능을 다하지 못해서 산화스트레스가 항진한 상태라고 추측할 수 있다. 혈액 검사는 검진할 때뿐만 아니라 그 6개월 후에도 실시해 시간이 지나면서 몸이 어떻게 변하는지 관찰할 수도 있다.

물론 표준 검진 코스에는 눈과 치아, 혈액의 전문 검사와 더불어 일반적인 종합 정기검진에서 실시하는 흉부 엑스레이(X선, CTR)와 위 검사(내시경 혹은 바륨), 초음파 검사(에코 검사)를 받을 수 있다. 신체 측정에서는 키, 몸무게, 배 둘레, BMI, 체지방률, 비만도, 비만량, 체지방량, 표준체중, 체수분량, 체수분률, 추정 골량, 기초대사량, 근육량, 내장지방 수준을 검사할 수 있다. 이러한 신체 측정은 혈액 검사와 마찬가지로 반년에 한 번 검사를 반복한다.

## 내 몸에 맞는 건강한 일상을 만들기 위해서

인간의 몸은 에너지를 만드는 힘을 갖추고 있다. 미토콘드리아가 정밀기계처럼 일해서 식사를 통해 섭취한 당이나 단백질, 지질 등을 소화흡수하고 대사한다. 그러나 실제로는 소화흡수 대사가 정상적으로 이뤄지지 못하는 사람이 많다. 제대로 소화흡수 대사를 하지 못하는 원인은 스트레스나 편중된 식생활에 의한 영양부족이다. 장내 세균의 균형이 깨져서 필요한 영양소를 만들 수 없는 사람도 있다. 그뿐만 아니다. 장내 세균은 분해 과정에서 다양한 대사물질을 만든다. 장내 세균의 균형이 깨져 있으면 에너지 대사에도 지장을 초래한다.

정기검진에서 자신의 몸 상태를 더 잘 파악함으로써 정말 자신의 몸에 무엇이 필요한지를 이해하고, 자신의 몸에 맞는 식생활이나 생활습관을 실천할 수 있다. 그렇게 함으로써 자신의 몸 상태가 바뀌면 기분도 크게 달라진다. 예를 들면 아침에 눈이 잘 떠지고, 잠자리에도 잘 든다. 뿐만 아니라 정기검진의 수치에서 도 컨디션이 좋아졌다는 객관적인 자료를 얻을 수 있다.

14장

병을
발견한 후에는
이미 늦다

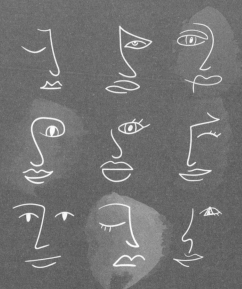

## 평상시에 검진을 받아둘 것

종합검진을 일본에서는 '인간 독dock (배가 독에 들어와 다음 출항을 위해 정기점검을 하는 데서 유래-옮긴이)'이라고 하는데, 이는 영어에는 존재하지 않는, 일본에서 만들어낸 말이다. 서양에는 종합적으로 몸을 검사하는 건강검진을 실시하는 시설이 많지 않다. 각각의 진료와 검사를 따로 하기 때문에 검사 자료에서 얻을 수 있는 종합적인 소견을 스스로 판단할 수밖에 없다. 또한 전문 과마다 검사를 하기 때문에 종합검진과는 달리 돈과 시간이 많이 든다. 전문적인 검사일 경우, 검진 비용이 수천만 원에 이르는 경우도 있어서 고액의 비용을 지불해야 하는 경우도 있다. 그래서 서양에는 종합검진을 받는 사람이 그리 많지 않다. 그런 점에서 일본은 의료 선진국이라고 하는 사람도 있다.

병에 대비해서 건강을 생각하는 것이 아니라 살아가는 보람을 느끼는 가운데 건강을 생각하려면 자신의 몸 상태의 변화를 파악해야 한다. KRD Nihombashi에서는 눈의 상태를 광각안저 카메라와 OCT로 검사하고 있다. 일반적인 검진에서 사용되는 안저카메라로는 관찰할 수 있는 범위가 제한되어 있지만 광각안저카메라는 하나하나를 자세히 관찰할 수 있어서 몸의 변화도 신속하게 파악할 수 있다.

한편 OCT 검사에서는 망막의 3차원 단층영상을 볼 수 있다. 이른바 눈의 CT 검사다. 망막의 단면을 마이크로 단위로 촬영할 수 있어서 실명으로 이어질 수 있는 망막질환을 잡아낼 수 있다.

나아가 그러한 검사를 시능훈련사(안과에 오는 환자의 눈의 기능 검사를 실시하고 사시나 약시 등의 시능교정 훈련을 맡는 전문가-옮긴이) 가 실시한다. 눈 검사의 전문가가 최신 기기를 이용함으로써 눈의 어떤 사소한 이상도 놓치지 않는 체제를 갖추고 있다.

이처럼 광각안저카메라나 OCT로 모든 각도에서 눈을 검사하기 때문에 검사받은 사람 중 약 40퍼센트에게서 어떠한 이상이 발견된다. 눈의 병은 발견된 시점에서는 이미 시기를 놓쳐서 손 쓸 방도가 없는 경우가 많다. 그렇기 때문에 평상시에 검진을 받을 필요가 있다.

# 예방이 더 중요한 시대

KRD Nihombashi의 안과검진 기기류는 종합병원과 같은 수준의 최첨단 기기들이다. 검진으로 눈에 문제가 발견되면 적절한 의료시설을 소개해준다. 예를 들면 자신의 몸에 망막질환이 발견되었다고 치자. 검사받은 사람의 담당의가 해결할 수 없는 경우에는 전문적인 치료를 할 수 있는 대학병원을 소개한다.

눈의 병은 조용히 진행된다. 자각 증상이 거의 없기 때문에 진행 상태에 있는 질환을 발견하는 것은 어려운 일이다. 하지만 정기적으로 검진을 받음으로써 이를 해결할 수 있다.

원래 건강검진은 자신의 몸 상태를 확인하기 위한 것이다. 그런데 나쁜 부분을 발견하는 것이 두렵다거나 검진을 받는 시간을 내기가 귀찮다는 말을 종종 듣는다. 이렇게까지 병원에 가는 것을 싫어하는 경향과 국민의료보험제도가 관련이 있는지도 모른다. 검진에서 자신의 몸을 확인하지 않아도 병에 걸리면 보험을 이용해서 저렴하게 치료할 수 있기 때문이다.

예를 들면, 자궁경부암은 HPV바이러스[*]로 인해 발병한다고 알려져 있다. 하지만 일본 여성들은 HPV 검사를 받는 것을 꺼리는 경향이 있다. 검사를 받는 사람이 늘지 않는 이유는 일종의 수치심 때문인지도 모른다. 그러나 자신의 목숨이 달린 문제다. 알면 적절한 대응을 할 수 있는데 몰랐기 때문에 손쓸 수 없이 늦는 일을 피해야 한다. 부정적으로 받아들이지 말고, 긍정적으로 자신의 건강을 지키려는 의식과 행동이 필요하다. 이만큼 정보화가 진행된 사회에 살고 있는데 적절한 정보를 접하지 못하는 것만큼 불행한 일은 없을 것이다.

혈액 검사나 눈이나 치아 검사도 지금보다 더 자주 정기적으로, 그리고 자세하게 해야 한다. 의사들은 모두 앞으로는 예방의 시대라고 말한다. 하지만 의사와 일반인의 의식 사이에는 큰 격차가 있다.

자신의 건강 상태를 일상적으로 파악할 수 있으면 업무 능력은 틀림없이 향상될 것이다. 웨어러블wearable(착용할 수 있는) 기

---

[*]  Human Papilloma Virus의 약자. 인유두종바이러스라고도 하며, 자궁경부암의 원인이 되는 바이러스다. 미국의 질병통제예방센터에 따르면 이 바이러스는 성교에 의해 감염되고, 성교 경험이 있는 약 80퍼센트의 여성이 50세까지 한 번은 감염된다고 한다.

기가 일상화되고 있으므로, 이를 통해 늘 자신의 몸 상태를 건강검진 시설에 보내고, 그 자료를 의사가 확인해 병이 되기 전에 대처하거나, 능력 향상을 위한 자료로 활용할 수 있을 것이다.

## 건강검진에 대한 개념을 재정의한다

일반적인 종합검진에는 '지금 가지고 있는 질병을 조기에 발견해서 조기에 치료하자', '암은 무서운 병이니 암에 걸리지 않도록 조심하자'라는 사고방식이 담겨 있다. 앞으로의 시대는 이 개념 자체를 바꿔나갈 필요가 있는지도 모른다.

KRD Nihombashi는 사람들의 건강검진에 대한 개념을 재정의한다. 자신의 건강을 재조명하기 위한 항목으로 우선 닷새간의 식사 내용부터 기존의 병력은 물론 생활환경 전반에 걸쳐서 400가지를 물어보는 문진을 준비해서 검진을 받는 사람의 '현재'의 모든 것을 철저하게 파악한다. 그리고 이 데이터를 축적해서 조사를 매년 반복한다. 이러한 방대한 데이터를 바탕으로 어떤 식생활이 문제를 일으키는지를 철저하게 조사해나간다.

# 한 사회의 일원으로서 건강하기

　우리는 자신의 몸에 대해 의외로 잘 모른다. 예를 들면 열이 났을 때나 설사를 했을 때 어떤 메커니즘으로 그런 일이 일어났는지를 알지 못한 채 넘어간다. 정말 건강을 유지하고 싶다면 자신의 몸의 현주소를 알아보려고 좀 더 노력해야 한다. 자신의 몸의 현재 상태를 알려는 마음이 없으면 정기적으로 검사를 받아도 단지 숫자에 울고 웃을 뿐, 건강을 유지하려는 구체적인 행동으로 이어지지 않는다.

　건강을 유지하기 위한 행동으로 이어지기 위해서는 건강검진에서 얻을 수 있는 수치로 자신의 몸이 어떤 상태에 있는지를 올바르게 이해해야 한다. 언제까지나 실행에 옮기지 못하는 것은 문제가 있다. 검진에서 얻을 수 있는 수치를 기준으로 매일의 식생활이나 생활습관을 조절하는 행동이 이어져야 한다.

　개인이 건강을 지속적으로 유지하는 것은 좀 더 나은 사회를 만드는 데도 기여한다. 우리는 많은 사람과 다양한 관계를 맺으면서 생활한다. 누구나 그 사회의 일원으로서 각각의 역할이 주어진 채 인생을 살고 있다. 그렇기 때문에 각각의 입장에서 주어진 역할을 다하지 않으면 사회 자체가 지속되기 어렵다. 한 사람 한 사람이 주어진 역할을 다하기 위해서는 우선 자신이 건강해야 한다. 건강이야말로 사회에서 스스로의 입장을 다하기 위한 기본 조건이다. 그리고 전원이 주어진 역할을 제대로 수행할 수 있으면 세상은 지금보다 더 풍요로운 세상이 될 것이다.

당신은 무엇을 위해 건강해지고 싶은가? 그리고 어떻게 건강해지려 하는가? 자신을 중심으로 건강에 관한 의식을 바꾸는 것이 두고두고 사회에 대한 공헌으로 이어진다는 사실을 깨달았으면 한다. 그것이 우리의 절실한 바람이다.

# 건강이란 어떤 상태일까?

## 건강과 행복의 상관관계

2014년 일본 후생노동성의 〈건강의식에 관한 조사〉에서는 '도대체 건강이란 어떤 상태를 가리키는가?'라는 질문을 했다. '병이 없는 것'이라 답한 사람이 63.8퍼센트, '맛있게 먹고 마실 수 있는 것'이란 답이 40.6퍼센트, '몸이 건강한 것'이란 답이 40.3퍼센트였다. 당연한 일인지도 모르지만, 많은 사람이 건강이란 평범한 생활을 할 수 있는 것이라고 생각하고 있다.

한편 행복한가 아닌가를 가르는 기준으로 무엇을 중시하는지에 대한 질문에는 '건강한 상태'가 54.6퍼센트로 가장 많았다. 20~39세에서는 '건강한 상태'를 고르는 사람이 40퍼센트에 미치지 못했지만, 65세 이상에서는 70퍼센트를 넘었다. 즉 나이가 많으면 많을수록 건강한 상태와 행복 사이에 밀접한 관계가 있다고 느낀다는 사실을 알 수 있다.

하지만 65세 이상의 고령이 된 후부터 건강을 중요하게 받아들인다고 해도 이미 때는 늦었을 수도 있다. 왜냐하면 지금까지 봐온 대로 긴 시간에 걸쳐서 조금씩 몸이 썩고 있기 때문이다.

인간의 평균수명이 80년에서 100년으로 늘어나면서 인생 100세 시대가 막을 올리고 있다. 한 회사에 들어가 65세까지 일하고 그대로 은퇴해서 연금 생활을 하는, 그런 시대는 이미 끝났다고 해도 과언이 아닐 것이다.

정년퇴직 후에도 제대로 평범하게 살아가기 위해 필요한 가장 큰 자산은 자신의 몸이라고 생각한다. '이것을 먹으면 괜찮아', '이것만 하면 건강해져'라는 건강에 대한 편향된 정보가 아니라, 진정한 의미에서 자신의 몸을 유지하면서 살아가기 위한 기술이 앞으로 필요하다. 앞으로는 웨어러블, 결국은 ICT(정보통신기술)와 건강 분야를 융합한 헬스테크healthtech 의 활용이 더욱 중요해질 것이다.

자동차나 집, 시계도 그렇지만, 좋은 상태를 유지하기 위해서는 그 구조와 메커니즘을 알아야 한다. '어떻게 움직이고 있는가?', '어떻게 하면 더 잘 움직일 수 있을까?', '늘 일정한 능력을 발휘하기 위해서는 어떻게 해야 할까?'와 같은 질문들을 던지며 몸을 조절하는 방법을 그 메커니즘부터 배워나가야 한다. 자기 몸의 메커니즘을 이해할 수 있으면 자동차나 시계처럼 몸을 아낄 수 있을 것이다.

자신은 기력도 체력도 좋다고 자부하는 사람들 중에서도 자신도 모르는 사이에 구렁텅이에 빠져 이미 얼굴이 썩은 사람이 있지 않을까? 그대로 같은 생활을 계속하면 나아갈 방향은 오로지 하나밖에 없다.

우선 이 책에 나오는 징조가 얼굴에 있지는 않은지 확인해보자. 그리고 몸 건강에 관한 수치를 제대로 확인할 수 있는 의료 시설에서 제대로 된 검진을 즉시 받아보기 바란다.

## 1부

1) Katagiri S, et al, Multi-center intervention study on glycohemoglobin (HbA1c) and serum, high-sensitivity CRP (hs-CRP) after local anti-infectious periodontal treatment in type 2 diabetic patients with periodontal disease, *Diabetes Research and Clinical Practice* 83 no.3 (2009): 308-315.

2) Thompson, RC. et al, "Atherosclerosis across 4000 years of human history: the Horus study of four ancient populations", *The Lancet*, 381 no.9873 (2013): 1211-1222.

3) 일본 후생노동성 난치성질환극복 연구사업 〈망막맥락막 시신경위축증에 관한 조사연구: 2005년도 연구보고서〉.

4) Ruth van Nispen et el, "Reducing avoidable visual impairment in elderly home healthcare patients by basic ophthalmologic screening", *Acta Ophthalmologica* 97 (2019): 401-408.

## 2부

1) Loc G. Do et el, "Smoking-attributable periodontal disease in the Australian adult population", *Journal of Clinic Periodontology* 35 no.5 (2008): 398-404.

2) 일본 국립암연구센터, 〈다목적 코호트연구〉 https://epi.ncc.go.jp/jphc/.

3) James Beck et el, "Periodontal disease and cardiovascular disease", *Journal of Clinic Periodontology* 67 no.10S (1996): 1123-1137.

4) M Shlossman et al, "Type 2 diabetes mellitus and periodontal disease", *The Journal of the American Dental Association*, 121 no.4: 532-536.

5) R G Nelson et el, "Periodontal disease and NIDDM in Pima Indians", *Diabetes Care* 13 no.8 (1990): 836-840.

6) Lawrence J et el, "Periodontal Disease in Non-Insulin-Dependent Diabetes Mellitus", *Journal of Clinic Periodontology*, 62 no.2 (1991): 123-131.

7) Yousef S Khader, "Periodontal status of diabetics compared with nondiabetics: a meta-analysis", *Journal of Diabetes and its Complications* 20 no.1 (2006): 59-68.

8) Morita I et al, "Relationship between periodontal status and levels of glycated hemoglobin", *Journal of Dental Research* 91 (2012): 161-166.

9) Fan X et al, "Human oral microbiome and prospective risk for pancreatic cancer: a population-based nested case-control study", *Gut* 67 (2018): 120-127.

10) Takehisa Iwai et el, "Oral bacteria in the occluded arteries of patients with Buerger disease", *Journal of Vascular Surgery* 42 no.1 (2005): 107-115.

## 3부

1) Aging's Baltimore Longitudinal study of aging.

2) Robert P van Waateringe et el, "Skin autofluorescence predicts type 2 diabetes, cardiovascular disease and mortality in the general population", *Diabetologia*, 62 no.2 (2019): 269-280.

4부

1) Mayu Yamane et el, "Relationships between eating quickly and weight gain in Japanese university students", *Obesity*, 22 no.10 (2014): 2262-2266.

2) Yuka Hamada et el, "The number of chews and meal duration affect diet-induced thermogenesis and splanchnic circulation", *Obesity*, 22 no.5 (2014): E62-E69.

옮긴이 **황혜숙**

번역이란 단순히 언어를 옮기는 것이 아니라 문화를 옮긴다는 마음가짐으로 작업에 임하는 번역가. 시드니의 화창한 날씨 속에서 해가 갈수록 더해지는 번역의 즐거움을 만끽하며 살고 있다. 건국대학교 일어교육과와 뉴질랜드 오클랜드대학 언어학 석사를 취득했으며, 현재 번역 에이전시 엔터스코리아 출판기획 및 일본어 전문 번역가로 활동 중이다. 주요 역서로는 《50부터는 인생관을 바꿔야 산다》, 《성공한 남자는 왜 호르몬 수치가 높은가》, 《여자가 치매 안 걸리고 100세까지 사는 습관》 등이 있다.

# 몸은 얼굴부터 늙는다

초판 1쇄 발행  2020년 12월 21일
초판 2쇄 발행  2021년 3월 19일

지은이 • KRD Nihombashi 메디컬 팀
옮긴이 • 황혜숙

펴낸이 • 박선경
기획/편집 • 서상미, 홍순용, 강민형, 공재우, 오정빈
마케팅 • 박언경
표지 디자인 • 최성경
본문 디자인 • 디자인원
제작 • 디자인원(031-941-0991)

펴낸곳 • 도서출판 갈매나무
출판등록 • 2006년 7월 27일 제2006-000092호
주소 • 경기도 고양시 일산동구 호수로 358-39 (백석동, 동문타워 I) 808호
전화 • 031)967-5596
팩스 • 031)967-5597
블로그 • blog.naver.com/kevinmanse
이메일 • kevinmanse@naver.com
페이스북 • www.facebook.com/galmaenamu

ISBN 979-11-90123-92-1/ 03510
값 14,000원

- 잘못된 책은 구입하신 서점에서 바꾸어드립니다.
- 본서의 반품 기한은 2025년 12월 31일까지입니다.

이 도서의 국립중앙도서관 출판예정도서목록(CIP)은 서지정보유통지원시스템 홈페이지(http://seoji.nl.go.kr)와 국가자료종합목록시스템(http://www.nl.go.kr/kolisnet)에서 이용하실 수 있습니다.(CIP제어번호: CIP2020050639)